全国普通高等中医药院校药学类专业"十三五"规划教材（第二轮规划教材）

U0297214

中药炮制学实验

（第2版）

（供中药学、中医学、药学及相关专业使用）

主　　编　陆兔林　张朔生

副 主 编　钟凌云　王光忠　黄勤挽　梁泽华

编　　者　（以姓氏笔画为序）

王　波（南京海昌中药集团有限公司）

王光忠（湖北中医药大学）

王建科（贵州中医药大学）

毛春芹（南京中医药大学）

田连起（河南中医药大学）

石继连（湖南中医药大学）

江　云（四川新荷花中药饮片有限公司）

余凌英（成都中医药大学）

张朔生（山西中医药大学）

李　飞（北京中医药大学）

李　芸（甘肃中医药大学）

李　林（南京中医药大学）

李兴华（中国药科大学）

李昌勤（河南大学）

李艳凤（黑龙江中医药大学）

李景丽（陕西中医药大学）

陆兔林（南京中医药大学）

陈　红（福建中医药大学）

孟　江（广东药科大学）

钟凌云（江西中医药大学）

修彦风（上海中医药大学）

殷放宙（南京中医药大学）

高　慧（辽宁中医药大学）

黄勤挽（成都中医药大学）

梁泽华（浙江中医药大学）

单　鑫（南京中医药大学翰林学院）

中国健康传媒集团

中国医药科技出版社

内 容 提 要

本书是"全国普通高等中医药院校药学类专业'十三五'规划教材(第二轮规划教材)"之一,分5章,分别是绪论、中药炮制验证性实验、中药炮制综合性实验、中药炮制设计性试验和中药饮片企业见习。

本教材实用性强,主要供中医药院校中药学、中医学、药学及相关专业使用,也可作为研究生考试与医药行业培训的参考用书。

图书在版编目(CIP)数据

中药炮制学实验/陆兔林,张朔生主编.—2版.—北京:中国医药科技出版社,2018.8
全国普通高等中医药院校药学类专业"十三五"规划教材(第二轮规划教材)
ISBN 978 - 7 - 5214 - 0268 - 1

Ⅰ.①中… Ⅱ.①陆…②张… Ⅲ.①中药炮制学—实验—中医学院—教材 Ⅳ.①R283 - 33

中国版本图书馆 CIP 数据核字(2018)第 097880 号

美术编辑 陈君杞
版式设计 城达誉高

出版 **中国健康传媒集团** | 中国医药科技出版社
地址 北京市海淀区文慧园北路甲 22 号
邮编 100082
电话 发行:010 - 62227427 邮购:010 - 62236938
网址 www. cmstp. com
规格 889 × 1194mm $^1/_{16}$
印张 6 ½
字数 159 千字
初版 2015 年 1 月第 1 版
版次 2018 年 8 月第 2 版
印次 2022 年 5 月第 3 次印刷
印刷 北京市密东印刷有限公司
经销 全国各地新华书店
书号 ISBN 978 - 7 - 5214 - 0268 - 1
定价 **20.00 元**

获取新书信息、投稿、为图书纠错,请扫码联系我们。

全国普通高等中医药院校药学类专业"十三五"规划教材（第二轮规划教材）
编写委员会

主 任 委 员　彭　成（成都中医药大学）

副主任委员　朱　华（广西中医药大学）

　　　　　　杨　明（江西中医药大学）

　　　　　　冯卫生（河南中医药大学）

　　　　　　刘　文（贵州中医药大学）

　　　　　　彭代银（安徽中医药大学）

　　　　　　邱智东（长春中医药大学）

委　　　员　（以姓氏笔画为序）

王　建（成都中医药大学）	王诗源（山东中医药大学）
文红梅（南京中医药大学）	尹　华（浙江中医药大学）
邓　赟（成都中医药大学）	史亚军（陕西中医药大学）
池玉梅（南京中医药大学）	许　军（江西中医药大学）
严　琳（河南大学）	严铸云（成都中医药大学）
杨　云（云南中医药大学）	杨怀霞（河南中医药大学）
杨武德（贵州中医药大学）	李　峰（山东中医药大学）
李小芳（成都中医药大学）	李学涛（辽宁中医药大学）
吴　虹（安徽中医药大学）	吴培云（安徽中医药大学）
吴啟南（南京中医药大学）	吴锦忠（福建中医药大学）
何　宁（天津中医药大学）	张　丽（南京中医药大学）
张　梅（成都中医药大学）	张师愚（天津中医药大学）
张朔生（山西中医药大学）	陆兔林（南京中医药大学）
陈振江（湖北中医药大学）	金传山（安徽中医药大学）
周长征（山东中医药大学）	周玖瑶（广州中医药大学）
郑里翔（江西中医药大学）	赵　骏（天津中医药大学）
胡　明（四川大学）	夏厚林（成都中医药大学）
郭　力（成都中医药大学）	郭庆梅（山东中医药大学）
容　蓉（山东中医药大学）	康文艺（河南大学）
巢建国（南京中医药大学）	彭　红（江西中医药大学）
蒋桂华（成都中医药大学）	韩　丽（成都中医药大学）
傅超美（成都中医药大学）	曾　南（成都中医药大学）
裴　瑾（成都中医药大学）	

全国普通高等中医药院校药学类专业"十三五"规划教材（第二轮规划教材）

出 版 说 明

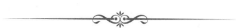

"全国普通高等中医药院校药学类'十二五'规划教材"于2014年8月至2015年初由中国医药科技出版社陆续出版，自出版以来得到了各院校的广泛好评。为了更新知识、优化教材品种，使教材更好地服务于院校教学，同时为了更好地贯彻落实《国家中长期教育改革和发展规划纲要（2010－2020年)》《"十三五"国家药品安全规划》《中医药发展战略规划纲要（2016－2030年)》等文件精神，培养传承中医药文明，具备行业优势的复合型、创新型高等中医药院校药学类专业人才，在教育部、国家药品监督管理局的领导下，在"十二五"规划教材的基础上，中国健康传媒集团·中国医药科技出版社组织修订编写"全国普通高等中医药院校药学类专业'十三五'规划教材（第二轮规划教材)"。

本轮教材建设，旨在适应学科发展和食品药品监管等新要求，进一步提升教材质量，更好地满足教学需求。本轮教材吸取了目前高等中医药教育发展成果，体现了涉药类学科的新进展、新方法、新标准；旨在构建具有行业特色、符合医药高等教育人才培养要求的教材建设模式，形成"政府指导、院校联办、出版社协办"的教材编写机制，最终打造我国普通高等中医药院校药学类专业核心教材、精品教材。

本轮教材包含47门，其中37门教材为新修订教材（第2版），《药理学思维导图与学习指导》为本轮新增加教材。本轮教材具有以下主要特点。

一、教材顺应当前教育改革形势，突出行业特色

教育改革，关键是更新教育理念，核心是改革人才培养体制，目的是提高人才培养水平。教材建设是高校教育的基础建设，发挥着提高人才培养质量的基础性作用。教材建设以服务人才培养为目标，以提高教材质量为核心，以创新教材建设的体制机制为突破口，以实施教材精品战略、加强教材分类指导、完善教材评价选用制度为着力点。为适应不同类型高等学校教学需要，需编写、出版不同风格和特色的教材。而药学类高等教育的人才培养，有鲜明的行业特点，符合应用型人才培养的条件。编写具有行业特色的规划教材，有利于培养高素质应用型、复合型、创新型人才，是高等医药院校教育教学改革的体现，是贯彻落实《国家中长期教育改革和发展规划纲要（2010－2020年)》的体现。

二、教材编写树立精品意识，强化实践技能培养，体现中医药院校学科发展特色

本轮教材建设对课程体系进行科学设计，整体优化；对上版教材中不合理的内容框架进行适当调整；内容（含法律法规、食品药品标准及相关学科知识、方法与技术等）上吐故纳新，实现了基础学科与专业学科紧密衔接，主干课程与相关课程合理配置的目标。编写过程注重突出中医药院校特色，适当融入中医药文化及知识，满足21世纪复合型人才培养的需要。

参与教材编写的专家以科学严谨的治学精神和认真负责的工作态度，以建设有特色的、教师易用、学生易学、教学互动、真正引领教学实践和改革的精品教材为目标，严把编写各个环节，确保教材建设质量。

三、坚持"三基、五性、三特定"的原则，与行业法规标准、执业标准有机结合

本轮教材修订编写将培养高等中医药院校应用型、复合型药学类专业人才必需的基本知识、基本理论、基本技能作为教材建设的主体框架，将体现教材的思想性、科学性、先进性、启发性、适用性作为教材建设灵魂，在教材内容上设立"要点导航""重点小结"模块对其加以明确；使"三基、五性、三特定"有机融合，相互渗透，贯穿教材编写始终。并且，设立"知识拓展""药师考点"等模块，与《国家执业药师资格考试考试大纲》和新版《药品生产质量管理规范》（GMP）、《药品经营管理质量规范》（GSP）紧密衔接，避免理论与实践脱节，教学与实际工作脱节。

四、创新教材呈现形式，书网融合，使教与学更便捷、更轻松

本轮教材全部为书网融合教材，即纸质教材与数字教材、配套教学资源、题库系统、数字化教学服务有机融合。通过"一书一码"的强关联，为读者提供全免费增值服务。按教材封底的提示激活教材后，读者可通过 PC、手机阅读电子教材和配套课程资源，并可在线进行同步练习，实时反馈答案和解析。同时，读者也可以直接扫描书中二维码，阅读与教材内容关联的课程资源（"扫码学一学"，轻松学习 PPT 课件；"扫码练一练"，随时做题检测学习效果），从而丰富学习体验，使学习更便捷。教师可通过 PC 在线创建课程，与学生互动，开展在线课程内容定制、布置和批改作业、在线组织考试、讨论与答疑等教学活动，学生通过 PC、手机均可实现在线作业、在线考试，提升学习效率，使教与学更轻松。此外，平台尚有数据分析、教学诊断等功能，可为教学研究与管理提供技术和数据支撑。

本套教材的修订编写得到了教育部、国家药品监督管理局相关领导、专家的大力支持和指导；得到了全国高等医药院校、部分医药企业、科研机构专家和教师的支持和积极参与，谨此，表示衷心的感谢！希望以教材建设为核心，为高等医药院校搭建长期的教学交流平台，对医药人才培养和教育教学改革产生积极的推动作用。同时精品教材的建设工作漫长而艰巨，希望各院校师生在教学过程中，及时提出宝贵的意见和建议，以便不断修订完善，更好地为药学教育事业发展和保障人民用药安全有效服务！

中国医药科技出版社

2018 年 6 月

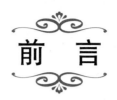

前　言

　　全国普通高等中医药院校药学类专业"十三五"规划教材（第二轮规划教材）《中药炮制学实验》是在中国医药科技出版社的指导下，根据《国家中长期教育改革和发展纲要（2010—2020 年）》的精神，为适应我国高等中医药教育发展的需要，全面推进素质教育，培养 21 世纪高素质创新人才，由中国医药科技出版社委托南京中医药大学和成都中医药大学牵头组织全国 23 所中医药院校的同行专家、教授编写而成的规划教材。可供全国高等中医药院校及综合院校、西医院校中医药学院的药学类及相关专业使用。

　　《中药炮制学实验》绪论部分主要包括中药炮制实验通则、中药炮制原辅料与仪器设备、中药炮制实验思路与方法、中药炮制研究实验设计等内容。为配合中药炮制学理论教学设立了中药炮制验证性实验、中药炮制综合性实验、中药炮制设计性实验等。本实验教材与其他实验教材相比，不仅实验的数量有所增加，而且实验的内容更加体现了传统炮制技术与现代实验研究的有机结合，所收录的与饮片生产企业相关的实验可以作为学生进行实习的参考资料。本教材编写遵循"教学性、系统性和逻辑性"三大原则，严格按照教学规律，突出重点，精简内容，严谨求实的要求。

　　本教材的绪论由钟凌云、李林、高慧、李景丽编写，中药炮制验证性实验由王光忠、陈红、修彦凤编写，中药炮制综合性实验由张朔生、张学兰、余凌英、窦志英、王建科、李昌勤、梁泽华、李兴华、李艳凤、黄勤挽、石继连、孟江、李芸、田连起编写，中药炮制设计性实验由李飞、殷放宙编写，中药饮片企业见习及附一、附二由金传山、江云编写。全书由陆兔林、胡昌江负责最终统稿，单鑫、季德协助。

　　本教材编写过程中，得到了参编院校各级领导的大力支持，在此深表谢意。

　　近年来中药炮制学学科发展迅速，科研成果日新月异，编写过程中疏漏之处在所难免，恳请各院校在使用本教材过程中，通过教学实践，不断总结经验，并不吝赐教，以便修订提高。

编　者
2018 年 6 月

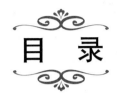

目 录

第一章 绪 论

中药炮制学是理论和实践并重的学科，其实验教学是中药炮制学教学过程中的重要环节，是学生或专业技术人员学习、实践并掌握中药炮制技术、工艺、质量标准以及现代中药炮制研究的必要手段，同时也是中药炮制学理论联系实际的重要途径。通过中药炮制学实验的具体实践，使学生掌握中药炮制的基本方法和基本技能，熟悉传统中药炮制的工艺技术和操作方法，加深对中药炮制理论的理解，培养学生求真务实的学习态度和独立分析问题、解决问题的能力，为传承、创新、发展中药炮制学理论与实践技能奠定坚实的基础。

第一节 中药炮制学实验通则

一、中药炮制学实验课程的性质与任务

中药炮制学实验是一门专业性强，具传统与现代特色的实验课程，是为了加深中药学及相关专业学生对中药炮制学这门课程理论知识的进一步理解，而采取的通过实际操作使学生得到系统实验技能训练的课程。中药炮制学实验具有涉及面广、综合性强、知识点多等特点。传统炮制技术的验证性实验中每一步均蕴含着炮制操作技能，综合性实验、设计性实验又充分融合了各种专业基础知识点和方法。只有将传统炮制技术与现代科学技术有机结合，才能揭示中药炮制的科学内涵，传承中药炮制的方法和技术。通过中药炮制学实验验证中药炮制理论内容，实现理论与实践相结合，对掌握中药炮制学知识和科学研究方法、培养实验技能及创新精神都具有重要作用。

二、中药炮制学实验目的

（1）通过中药炮制学的实验教学，使学生掌握中药炮制的基本操作方法和技能，结合化学、药理、毒理等现代科学技术进行中药炮制的实验研究，以阐述中药炮制的作用和原理，为中药炮制工艺规范化与饮片质量标准化研究奠定基础。

（2）将开放式实验教学与实训结合，使学生了解中药炮制常用的传统工具与现代生产设备，了解饮片质量分析仪器的基本原理、结构、性能，掌握规范的操作规程及仪器设备使用方法。

（3）通过中药炮制综合设计性实验，使学生进行完整的实验设计与操作，观察实验现象，做好实验记录，处理实验数据，撰写实验报告或论文等，培养学生分析问题和解决问题的能力、创新性思维和探索求知的精神。

（4）培养学生查阅和使用中药炮制相关文献资料的能力，了解国内外中药炮制研究科技动态及最新发展，剖析中药炮制学实验研究典型案例，理解炮制实验意图与设计原则，认识实验形成过程，分析实验中设置条件的目的，掌握实验设计方法，培养学生的文献综述能力和实验方案设计能力。

三、中药炮制学实验规则

（1）实验前认真阅读实验教材，明确实验目的、要求、方法和操作步骤。结合实验内容复习相关理论知识，预测实验各步骤可能出现的情况。

（2）进入实验室必须穿好实验服，准备好实验仪器、试剂、药品、工具等，并保持实验室的整洁安静，注意维护实验台面和仪器的清洁，以利于实验进行。

（3）实验时认真听从实验指导教师对实验内容的讲解，明确实验原理、操作方法、注意事项等。严格遵守操作规程，特别是称取或量取药品，在拿取、称量、放回时应进行三次认真核对，以免发生差错。称量任何药品，在操作完毕后应立即盖好瓶塞，放回原处，凡已取出的药品不能再倒回原瓶；公共仪器（如抽滤装置、色谱仪等）和特殊试剂（显色试剂等）应按照实验要求在指定地点使用。

（4）实验中要以严肃认真的科学态度进行操作，认真观察，联系课堂讲授内容进行思考，对实验中出现的问题进行分析讨论，详细记录实验数据。实验记录要求简明扼要，完整、准确，字迹整洁。如实验失败时，先要找出失败的原因，考虑如何改正。

（5）严格遵守实验室的规章制度，包括：报损制度、赔偿制度、清洁卫生制度、安全操作规则以及课堂纪律等。

（6）注意节约，爱护公物，尽力避免破损。实验室的药品、器材、用具以及实验成品，一律不准擅自携出室外。

（7）实验后须及时提交实验报告。实验报告的内容应包括：实验名称、实验目的、仪器设备、试剂、使用的药材（饮片）及辅料、实验内容（包括实验原理、方法步骤、结果）、讨论（对实验结果的分析、实验操作中应注意的事项、对实验原理进行探讨等内容）。

（8）实验完成后应及时整理实验物品和仪器，检查水源、火源和电源，打扫实验室卫生，经指导教师同意方能离开实验室。

四、中药炮制通则

中药炮制是按照中医药理论，根据药材自身性质，以及调剂、制剂和临床应用的需要，所采取的一项独特的制药技术。中药饮片系指中药材按法定的中药炮制规范生产的可直接用于中医临床调剂或制剂生产使用的处方药品。中药饮片的生产、流通、使用等应符合下列有关规定。

药材凡经净制、切制或炮炙等处理后，均称为"饮片"；药材必须净制后方可进行切制或炮炙等处理。饮片是供中医临床调剂及中成药生产的配方原料。用于中药饮片生产所需的中药材原料和辅料应符合相应的质量要求，炮制用水应为饮用水。中药饮片的生产应严格按照已颁布的中药饮片炮制规范进行，饮片的生产、包装和贮藏等管理应符合饮片企业 GMP 的要求。毒性中药（含按麻醉药品管理的中药）饮片应使用特殊包装，并应贴上相应的标记。饮片在运输、贮藏和使用过程中，应符合相关的规定。特别要注意防止污染、受潮、霉变、腐烂、变质及虫蛀等变异现象。

除另有规定外，中药炮制应符合下列有关要求。

（一）净制

即净选加工。可根据具体情况，分别使用挑选、筛选、风选、水选、磁选、摘、剪、切、刮、削、挖、剔除、酶法、剥离、挤压、焊、刷、擦、火燎、烫、撞、碾串等方法，以达到净度要求。

（二）切制

切制时，除鲜切、干切外，均须进行切制前软化处理，其方法有：喷淋、抢水洗、浸泡、润、漂、蒸、煮等。亦可使用回转式减压浸润罐，真空气相置换式润药箱等软化设备。软化处理应按药材的大小、粗细、质地等分别处理。分别规定温度（压力）、水量、时间等条件，应少泡多润，防止有效成分流失。切后应及时干燥，以保证质量。

切制品有片、段、块、丝等。其规格厚度通常如下。

1. 片 极薄片 0.5mm 以下，薄片 1~2mm，厚片 2~4mm。

2. 段 短段 5~10mm，长段 10~15mm。

3. 块 8~12mm³ 的方块。

4. 丝 细丝 2~3mm，宽丝 5~10mm。

其他不宜切制者，一般应捣碎或碾碎使用。

（三）炮炙

除另有规定外，常用的炮炙方法和要求如下。

1. 炒 炒制分单炒（清炒）和加辅料炒。需炒制者应为干燥品，且大小分档；炒时火力应均匀，不断翻动。应掌握加热温度、炒制时间及程度要求。

（1）单炒（清炒） 取待炮炙品，置炒制容器内，用文火加热至规定程度时，取出，放凉。需炒焦者，一般用中火炒至表面焦褐色，断面焦黄色为度，取出，放凉；需炒炭者，一般用武火炒至表面焦黑色，可喷淋清水少许，再炒干。

（2）麸炒 先将炒制容器加热，至撒入麸皮即刻烟起，随即投入待炮炙品，迅速翻动，炒至表面呈黄色或深黄色时，取出，筛去麸皮，放凉。

除另有规定外，每 100kg 待炮炙品，用麸皮 10~15kg。

（3）砂炒 取中粗洁净河砂置炒制容器内，用武火加热至滑利状态时，投入待炮炙品，不断翻动，炒至表面鼓起、酥脆或至规定的程度时，取出，筛去河砂，放凉。

除另有规定外，河砂用量以掩埋待炮炙品为度。

如需醋淬时，筛去辅料后，趁热投入醋液中淬酥。

（4）蛤粉炒 取碾细过筛后的净蛤粉，置锅内，用中火加热至翻动较滑利时，投入待炮炙品，翻炒至鼓起或成珠、内部疏松、外表呈黄色时，迅速取出，筛去蛤粉，放凉。

除另有规定外，每 100kg 待炮炙品，用蛤粉 30~50kg。

（5）滑石粉炒 取滑石粉置炒制容器内，用中火加热至灵活状态时，投入待炮炙品，翻炒至鼓起、酥脆、表面黄色或至规定程度时，迅速取出，筛去滑石粉，放凉。

除另有规定外，每 100kg 待炮炙品，用滑石粉 40~50kg。

2. 炙法 是待炮炙品与液体辅料共同拌炒，并炒至一定程度的方法。

（1）酒炙 取待炮炙品，加黄酒拌匀，闷透，置炒制容器内，用文火炒至规定的程度时，取出，放凉。

酒炙时，除另有规定外，一般用黄酒。除另有规定外，每 100kg 待炮炙品，用黄酒 10~20kg。

（2）醋炙 取待炮炙品，加醋拌匀，闷透，置炒制容器内，炒至规定的程度时，取出，放凉。

醋炙时，用米醋。除另有规定外，每 100kg 待炮炙品，用米醋 20~30kg。

（3）盐炙 取待炮炙品，加盐水拌匀，闷透，置炒制容器内，以文火加热，炒至规定的程度时，取出，放凉。

盐炙时，用食盐，应先加适量水溶解后，滤过，备用。除另有规定外，每 100kg 待炮炙品，用食盐 2kg。

（4）姜炙 姜炙时，应先将生姜洗净，捣烂，加水适量，压榨取汁，姜渣再加水适量重复压榨一次，合并汁液，即为"姜汁"，姜汁与生姜的比例为1∶1。或将生姜或干姜切制或捣碎后加水煎煮两次，合并煎液滤过，取滤液适当浓缩后备用。

取待炮炙品，加姜汁拌匀，置锅内，用文火炒至姜汁被吸尽，或至规定的程度时，取出，晾干。

除另有规定外，每100kg待炮炙品，用生姜10kg，或干姜10/3kg。

（5）蜜炙　蜜炙时，应先将炼蜜加适量沸水稀释后，加入待炮炙品中拌匀，闷透，置炒制容器内，用文火炒至规定程度时，取出，放凉。

蜜炙时，用炼蜜。除另有规定外，每100kg待炮炙品，用炼蜜25kg。

（6）油炙　羊脂油炙时，先将羊脂油置锅内加热溶化后去渣，加入待炮炙品拌匀，用文火炒至油被吸尽，表面光亮时，摊开，放凉。

3. 制炭　制炭时应"存性"，并防止灰化，更要避免复燃。

（1）炒炭　取待炮炙品，置热锅内，用武火炒至表面焦黑色、内部焦褐色或至规定程度时，喷淋清水少许，熄灭火星，取出，晾干。

（2）煅炭　取待炮炙品，置煅锅内，密封，加热至所需程度，放凉，取出。

4. 煅　煅制时应注意煅透，使酥脆易碎。

（1）明煅　取待炮炙品，砸成小块，置适宜的容器内，煅至酥脆或红透时，取出，放凉，碾碎。含有结晶水的盐类药材，不要求煅红，但需使结晶水蒸发至尽，或全部形成蜂窝状的块状固体。

（2）煅淬　将待炮炙品煅至红透时，立即投入规定的液体辅料中，淬酥（若不酥，可反复煅淬至酥），取出，干燥，打碎或研粉。

5. 蒸　取待炮炙品，大小分档，按各品种炮制项下的规定，加清水或液体辅料拌匀、润透，置适宜的蒸制容器内，用蒸汽加热至规定程度，取出，稍晾，拌回蒸液，再晾至六成干，切片或段，干燥。

6. 煮　取待炮炙品，大小分档，按各品种炮制项下的规定，加清水或规定的辅料共煮透，至切开内无白心时，取出，晾至六成干，切片，干燥。

7. 炖　取待炮炙品，按各品种炮制项下的规定，加入液体辅料，置适宜的容器内，密闭，隔水或用蒸汽加热炖透，或炖至辅料完全被吸尽时，放凉，取出，晾至六成干，切片，干燥。

蒸、煮、炖时，除另有规定外，每100kg待炮炙品，用规定的辅料20~30kg。

8. 煨　取待炮炙品，用面皮或湿纸包裹，或用吸油纸均匀地隔层分放，进行加热处理；或将其与麸皮同置炒制容器内，用文火炒至规定程度取出，放凉。

除另有规定外，每100kg待炮炙品，用麸皮50kg。

（四）其他

1. 燀　取待炮制品，投入沸水中，翻动片刻，捞出，有的种子类药材，燀至种皮由皱缩至舒展、易搓去时，捞出，放入冷水中，除去种皮，晒干。

2. 制霜（去油成霜）　除另有规定外，取待炮制品，碾碎如泥，经微热，压榨除去大部分油脂，含油量符合要求后，取残渣研制成符合规定的松散粉末。

3. 水飞　取待炮制品，置容器内，加适量水共研成糊状，再加水，搅拌，倾出混悬液。残渣再照上法反复操作数次，合并混悬液，静置，分取沉淀，干燥，研散。

4. 发芽　取待炮制品，置容器内，加适量水浸泡后，取出，在适宜的湿度和温度下使其发芽至规定程度，晒干或低温干燥。注意避免带入油腻，以防烂芽。一般芽长不超过1cm。

5. 发酵　取待炮制品，加规定的辅料拌匀后，制成一定形状，置适宜的湿度和温度下，使微生物生长至其中酶含量达到规定程度，晒干或低温干燥。注意发酵过程中，发现有黄曲霉菌，应禁用。

第二节 中药炮制辅料与设备

一、中药炮制辅料

中药炮制辅料是指除主药以外具有辅助作用的附加物料。利用辅料炮制是中药炮制的特色，在炮制过程中，通过辅料与药物共同作用，达到减毒增效、缓和药性、改变药性或矫味等炮制作用；亦可利用辅料的中间传热作用，改变药物质地，促进成分转化，利于药效成分的溶出和吸收，最大限度地发挥中药饮片的治疗作用。辅料质量的优劣以及用法是否得当对炮制品的质量影响很大。

中药炮制常用的辅料一般分为液体和固体辅料两大类。

（一）液体辅料

1. 炮制用水

（1）饮用水 为天然水经净化处理后所得的水，其质量应符合现行国家标准《生活饮用水卫生标准》。此为中药饮片生产用水最低要求，可以作为药材净制时漂洗用水，切制前软化处理时泡、润用水，煎煮药汁用水，炮制器具的清洁用水等。

（2）纯净水 为蒸馏水或离子交换、反渗透或其他方法制备的水。纯净水或冷开水可以作为液体辅料的稀释用水。

饮片生产企业应定期监测生产用水的质量，饮用水每年至少一次送相关检测部门进行检测。

2. 酒 炮制用酒除另有规定外，一般用黄酒。酒应是具有生产资格企业的产品，并具生产企业提供的出厂质量检验报告单。黄酒质量应符合中华人民共和国国家标准《黄酒》（GB/T 13662 – 2008）要求；白酒质量应符合中华人民共和国国家标准《食品安全国家标准蒸馏酒及其配制酒》（GB 2757 – 2012）要求。

（1）色泽 黄酒应为琥珀色或淡黄色液体，光泽明亮，无悬浮物和沉淀物，白酒应无色、透明、无悬浮物和沉淀物。

（2）气味 黄酒具有黄酒特有的醇香，醇厚而稍甜，酒味柔和无刺激性，不得有辛辣、酸涩特异味。白酒口尝醇厚、无异味，无强烈刺激性，各味协调；取白酒滴几滴于掌心，稍搓几下，再嗅手掌，有溢香，不应有异味、不良气味存在。

（3）含醇量 黄酒含乙醇15% ~ 20%，白酒含乙醇为50% ~ 70%。

酒炙时，一般每100kg待炮炙品，用黄酒10kg，必要时，可用适量冷开水或纯净水稀释。酒炖或酒蒸时，依据药用部位决定用酒量。

3. 醋 炮制用醋应为米醋或其他酿造醋，以陈醋为优，不得用化学勾兑醋。醋应该为具有生产资格企业的产品，并具有生产企业提供的出厂质量检验报告单。质量应符合中华人民共和国国家标准——《食醋卫生标准》（GB 2719 – 2003）要求。

（1）色泽 取样品置于试管中，在白色背景下用肉眼观察，呈琥珀色或者棕红色。

（2）气味 将样品置于具塞容器中振摇，去塞后，立即嗅闻，应具有食醋应有的气味和醋酸气味，无其他异味。口尝酸味柔和，稍有甜味，无其他异味。

（3）性状 将样品置于试管中，在白色背景下对光观察其浑浊度，应澄清。然后将试管加塞颠倒检查应无悬浮物质。放置一定时间后，再观察应无沉淀。必要时取出静置15分钟后的上清液，借助放大镜观察，应无醋鳗、醋虱、醋蝇。

（4）理化检测　应达到规定要求。

醋制（包括醋炙、醋煮、醋蒸）时按规定用量取用，一般每 100kg 药材，用醋 20kg，需要时，用冷开水或纯净水稀释。

4. 蜂蜜　炮制用蜜应为炼蜜。炼蜜有嫩蜜、中蜜、老蜜之分，一般蜜炙的中药采用中蜜进行炮制，但对于炼蜜有特殊要求的药物应该按照要求进行蜂蜜的炼制。质量应符合《中华人民共和国药典》（以下简称《中国药典》）（2015 年版）一部"蜂蜜"项下要求。

（1）性状　为半透明、带光泽、浓稠的液体，白色至淡黄色或橘黄色至黄褐色，放久或遇冷渐有白色颗粒状结晶析出。气芳香，味极甜。

（2）相对密度　按韦氏比重法测定，相对密度 1.349 以上。

（3）酸度检查　需符合规定。

（4）淀粉和糊精检查　需符合规定。

（5）5 - 羟甲基糠醛检查　需符合规定。

（6）还原糖　碱性酒石酸酮试液测定法测定，含还原糖不得少于 64.0%。

蜜制时，一般每 100kg 药物，用炼蜜 25kg。炮制药物时炼蜜需用适量冷开水稀释后，方可与药物拌润。

5. 盐水　传统炮制用盐为原盐（粗盐、大粒盐），其中所含成分比较复杂，如含氯化钠、氯化镁、氯化钾、氯化钙、硫酸钙、硫酸镁、硫酸钠等。现代炮制多用食盐精制盐，主要含有氯化钠，还含少量的氯化镁，硫酸镁、硫酸钙等。质量应符合中华人民共和国国家标准《食品安全国家标准　食用盐》（GB 2721 - 2015）要求。

盐制药物时，一般每 100kg 药材，用盐 2kg，盐制时应先将盐加适量纯化或冷开水溶解后，滤过备用（精制盐可直接溶解后使用）。

6. 姜汁　制备炮制辅料姜汁所用姜有生姜和干姜两种，一般首选生姜。姜应符合食用标准，无霉败、腐烂等变异现象。

姜汁的制备方法有两种：一是先将生姜洗净，捣烂，加水适量，压榨取汁，姜渣再加水适量重复压榨一次，合并汁液即为"姜汁"。二是将生姜或干姜切制或捣碎后加水煎煮两次，合并煎液滤过，取滤液适当浓缩后备用。姜汁可用纯净水或冷开水稀释。一般每 100kg 药材，用生姜 10kg 或干姜 3kg。

7. 胆汁　胆汁系动物的新鲜胆液，常用的有猪、牛、羊胆汁，以牛胆汁为最佳。胆汁为绿褐色、微透明的液体，略有黏性，有特异的腥臭气。

炮制用胆汁可直接用规定的鲜胆汁，也可以用胆膏粉，1g 胆膏粉相当于 10g 鲜胆汁，加纯净水或冷开水稀释后使用。

8. 羊脂油　羊脂油为牛科动物山羊等的脂肪经低温熬炼而成。主要成分为油脂，皂化值 192～195，含饱和脂肪酸和不饱和脂肪酸等。

羊油脂使用前需要熬炼。取羊腹部脂肪，切块，加热熬炼，融化后，去渣滤取油脂即得。羊油脂冷却后为乳白色的固体，加热熔化为液体。羊油脂与药物同制后能增强补虚助阳作用。常用羊脂油炮制的药物有淫羊藿等。

9. 麻油　麻油为芝麻科植物芝麻种子经压榨法得到的脂肪油；其质量标准依据《中国药典》（2015 年版）一部"麻油"项下要求。

（1）性状　淡黄色或棕黄色的澄明液体；具芝麻油特有的香气，味淡。

（2）相对密度及折光率　相对密度 0.917～0.923；折光率 1.471～1.475。

（3）检查 酸值≤2.5；皂化值为188~195；碘值103~116。加热实验：取本品50ml，依法检查，不得有沉淀析出；杂质≤0.2%；水分与挥发物≤0.2%。

炮制中主要用于油炸、酥制药物。如马钱子、三七、蛤蚧等。

10. 米泔水 米泔水为淘米时第二次滤过的灰白色混浊液体，为淀粉与水的混悬液，还含少量维生素等。若选用免淘米，因其已除去杂质，使用第一遍淘米水即可。由于米泔水易酸败发酵，应临用时收集。也可用大米粉2kg加水100kg，充分搅拌代替米泔水使用。

由于米泔水对油脂的吸附作用，炮制时可选用米泔水浸苍术、白术等，以降低药物的辛燥之性。

11. 其他药汁 药汁类的液体辅料，按常规煎煮法制备，根据品种不同适当采用轻煎、重煎或一般煎煮法，煎煮两次，四层纱布过滤，合并煎液。

（1）吴茱萸汁 为吴茱萸的煎汁，主要用于炮制黄连等。

（2）黑豆汁 为黑大豆加水适量，煎煮去渣的黑色混浊液体，主要用于炮制何首乌。

（3）甘草汁 为甘草饮片煎煮去渣的黄棕色至深棕色的液体。常用于炮制远志、半夏、吴茱萸等。

（4）萝卜汁 为鲜萝卜切片加水煎煮所得的淡黄色煎液。常用于提净芒硝。

（二）固体辅料

1. 稻米 稻米为禾本科植物稻的种仁。主要成分为淀粉、蛋白质、脂肪、矿物质，尚含少量B族维生素，多种无机盐及糖类。中药炮制多选用大米或糯米。应符合食用标准，无霉变，无泥沙。

2. 麦麸 麦麸为禾本科植物小麦的种皮，呈黄褐色。主要成分为淀粉、蛋白质、维生素等。炮制用麸无异味，无霉变，无泥沙。麦麸与药物共制能缓和药物的刺激性，降低其燥性或寒性，增强其健脾和中的作用，此外还有矫味、矫臭、赋色等作用。麦麸还能吸附油脂，用于麸炒和煨制药物。

3. 白矾 白矾为硫酸盐类矿物矾石，经加工提炼制成，又称明矾。呈不规则的晶体，无色或淡黄白色，透明或半透明，有玻璃样光泽，质硬而脆，气微，味微甜而涩。易溶于水和甘油，不溶于乙醇。水溶液显铝盐、钾盐与硫酸盐的各种反应，主要成分为带有结晶水分子的硫酸铝钾。

白矾由矾石加工提炼而得，可直接用于炮制。

4. 豆腐 豆腐为豆科植物大豆种子经粉碎盐析而成的植物蛋白，为乳白色固体。主含蛋白质、维生素、淀粉等物质。一般选择新鲜的食用豆腐作为炮制辅料。豆腐与药物共制可降低药物的毒性，去除污物。常用豆腐制的药物有藤黄、珍珠、硫磺等。

5. 土 中药炮制常用的是灶心土、黄土、赤石脂等。灶心土又名伏龙肝，呈焦土状，黑褐色、焦黄色或砖红色，附有烟熏气。主含硅酸盐、钙盐及多种碱性氧化物。灶心土多在拆除锅灶、炉灶、砖窑时获得，使用前需除去表面浮尘，捣碎、研细，备用。黄土挖取后，置于锅中武火加热翻炒，除去水分、有机质、微生物等，备用。赤石脂为硅酸盐类矿物多水高岭石，主含四水硅酸铝，用前须打碎，研细粉。

6. 蛤粉 蛤粉为帘蛤科动物文蛤、青蛤等的贝壳经粉碎后的灰白色粉末，主含氧化钙等物质。粉碎、过筛后备用。常用于炮制阿胶。

7. 滑石粉 滑石粉为硅酸盐类矿物滑石族滑石，经精选、洗净、粉碎成细粉或水飞成细粉而得。为白色或类白色，有蜡样光泽，质软，细腻，手摸有滑润感，气微无味。主要成分为含水硅酸镁。中药炮制一般作中间传热体拌炒药物，使药物受热均匀，用于滑石粉烫和煨制药物。

8. 河砂 筛取中等粗细的河砂，淘尽泥土，除尽杂质，晒干。炮制前河砂还要经过武火翻炒，以除去有机杂质、微生物等。使用油砂的，再加入1%~2%的食用植物油拌炒至均匀，油烟散尽，砂色泽加深时，取出备用。常用于砂炒，如砂炒马钱子，砂炒鸡内金等。

9. 朱砂 朱砂为三方晶系硫化物类矿物辰砂族辰砂，经净选，再用水淘去杂石和泥沙而得，主要成分为硫化汞，常含单质汞。中药炮制用的朱砂需水飞成极细粉后使用，生产上常用球磨机研磨水飞成极细粉。

二、传统中药炮制工具及设备

中药炮制作为一门历史悠久的制药技术，我国的制药先辈们设计制造了大量适用于炮制的各种工具、设备。这些传统工具、设备在手工作坊时期，为保证饮片的质量起到了重要的作用，其中有些传统工具至今仍在使用，尤其是在小剂量、临方炮制时有着广泛的应用。

（一）碾捣、切制工具

1. 乳钵（研钵） 乳钵为研磨药物所用的工具，用于制取细粉，也可用于水飞、乳化等。大多为粗瓷制品，亦有石材、玉石、玛瑙等材质的，配有槌棒。乳钵大小不一，大号的直径有 50cm，深约 17cm，一般备有钵架；普通用直径 27cm，深 10cm，或直径 23cm，深 10cm 的乳钵；中号的直径 18cm，深 6.7cm；小号的直径 15cm，深 4.3cm，或直径 10cm，深 3.3cm。见图 1-1。

2. 冲钵（俗称铜冲筒、铜药冲、铜冲、铜杵） 冲钵包括冲筒及杵槌两部分。冲筒系铜制圆筒，高 23~26cm，直径 10~14cm，上有盖，盖顶有圆孔，铜杵槌由此穿过，可防止药物飞溅。适用于配方或少量捣杵药物，以熟铜制品为佳，生铜制品易破碎脱底。见图 1-2。

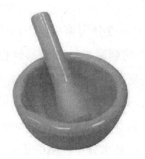

图 1-1 乳钵

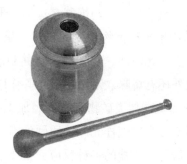

图 1-2 铜药冲

3. 铁研船（铁研槽、铁船、研槽） 铁研船多系用生铁铸成，分研槽、研盘两部分。研槽形状如船形，可大可小，一般以 1m 长、中部宽约 20cm 较适宜踏研。研盘在研船（槽）中以人力消研滚动时兼具截切、轧压和研磨等作用。铁研船占地少，单人即可操作，粉碎度较细，是一种传统的以人力为主粉碎药物的常用工具，对于小作坊生产，十分实用。见图 1-3。

4. 石磨、石碾 粉碎药物的工具，也可在除去果壳、木心等时使用。现在多用电动石磨碾药。见图 1-4。

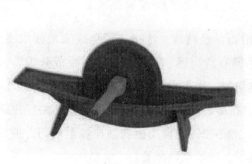

图 1-3 铁研船

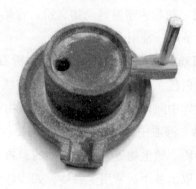

图 1-4 石磨

5. 石臼 用粗糙的大石块凿成，方形或圆形，中有凹窝。大型的多用脚踏，系将石臼固定于一处，装置踏板一块，塔板前端正对石臼处，装一石杵，利用杠杆原理，撞击药物。小型的可用手舂，只需石臼和杵，不用木架等设备，适用于少量药物的粉碎。见图1-5。

6. 磨池 由粗石凿成，形如砚台，长27~34cm，宽11~14cm，厚6.7~10cm，四方平整，上面略凹，前端中部有突出小嘴，可流药汁。适用于水磨药物。见图1-6。

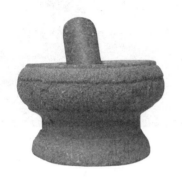
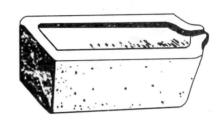

图1-5 石臼　　　　　　　　　　　图1-6 磨池

7. 切药刀 切药刀分刀身、刀床、刀脑三部分。刀身即刀片，又称刀叶子，略呈长方形，后上端竖立刀柄，稍向前弯，前下端微有小角突出（俗称刀鼻），上开一小孔，与刀床前端之刀脑相联合，组成铡刀状，为切制饮片的主要工具。简单的切药刀也有直接用片刀的。切药刀一般带有几种附件，即竹把子、刀撮子、竹簸箕、磨刀石等。见图1-7。

此外还有竹刀、瓷片刀等，用于忌铁器药物去皮、核、瓤的加工处理。

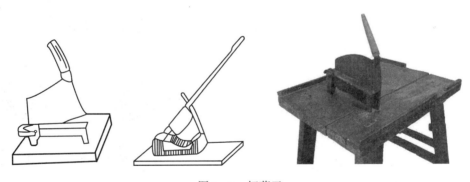

图1-7 切药刀

8. 蟹爪钳（扁夹钳、槟榔钳） 蟹爪钳由具有弹性的薄铁皮制成，上下对折，前端部有锯齿形咬口，宽3~4cm，长约16cm，为切药时钳夹药物所用，如制槟榔、青皮、山楂、泽泻等团块状的药物时。见图1-8。

9. 镑刀 系在一块长50cm、宽6~7cm、厚3~4cm的木条上，每隔1.5cm，装置高约3~4cm，宽度与木条宽度相同之刀片约20个。使用时药料在镑刀上擦动，即可镑成薄片。一般多用于粉碎动物角类或质地坚硬的药材，如水牛角、沉香之类。

（二）炮炙设备及工具

1. 炒药锅、炒药灶 炒药锅常用的有两种。一种是有耳的锅，口径较小，约50cm，供炒、煅少量药物使用，适于灶台或大风炉上，比较方便灵活。另一种是无耳的平口锅，口径较大，66~100cm，供炒、煮、炮、煅、炙、蒸、煨、焙使用，多置于固定灶台上。

炒药锅有平放、斜放两种。南方一般习惯用平锅，药物接触锅面大，受热均匀；北方多用斜锅，药料常堆聚下方，受热不均，但翻炒、盛取药物比较便利。可用煤火或炭火作为热源炒药，如斜面灶；现代炒少量药多用电、煤气、液化气等加热源。见图1-9。

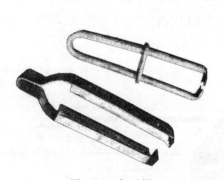

图1-8 蟹爪钳

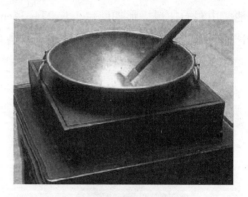

图1-9 胡庆余堂"金铲银锅"

炒药常配的工具有铁铲、扫帚、药匾、刷子等。

2. 煅药罐 阳城罐（以山西省阳城的陶罐著称而得名），俗称嘟噜，为陶制圆筒状罐子，中部膨大，口部与底部略小。阳城罐有大小数种，可根据需要选择。见图1-10。

此外还有铁汤罐，上部呈圆筒状，下部较狭，直径16~34cm，深度26~50cm，适用于煅制容易爆碎的药物。煅药时常备铁钩，系铁制细圆杆，前端弯曲，成一双钩，为钩提煅药罐或翻动药物之用。见图1-11。

3. 木蒸甑 呈圆筒形，上面有盖，底部有屉，用以置锅上蒸制药物。见图1-12。

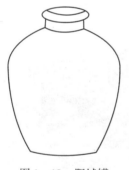

图1-10 阳城罐

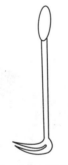

图1-11 铁钩

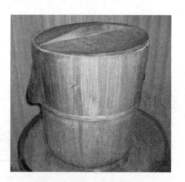

图1-12 木蒸甑

（三）干燥设备

1. 木烘箱、木烘桶 用于熏蒸药物，以防霉杀虫。见图1-13。

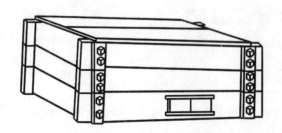

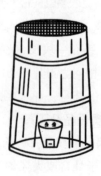

图1-13 木烘箱、木烘桶

2. 烘炕、烘房 用于干燥药材和饮片。传统多用于木炭火加热，药物直接置于砖砌炕上进行干燥，尤其在阴雨、潮湿季节或者不能用晒法干燥的药材和饮片多用此法。也可在整个房间中加装回形散热铁管或火墙，药物置于药架上，使整个房间成为烘房来干燥药材和饮片。

3. 泛丸匾、竹匾 用于盛装药物摊晾进行干燥，还可用作拌衣、泛制水丸等。见图 1-14。

（四）过筛及其他工具

1. 药筛 用于筛选药物，进行大小分档，或除去药物中的碎屑、砂土，以及炒药后除去辅料等。药筛的孔眼大小有多种规格，可用竹编、马尾编、绢丝编、铜编、钢丝编等。

2. 剪刀、镊子、小刀等 这些工具常用于挑选、净制药材。

3. 枳壳钳 枳壳钳形如铡刀，上、下均为扁平阔厚之铁板，长约尺余，宽约 2 寸，两层对合面刻有斜形纵横交叉纹，下层前后端钉脚将钳固定在宽厚的木座上。钳的上层后端有木柄，前端有鼻，与下层的前端相连接，一般用于压扁枳壳一类的药物。见图 1-15。

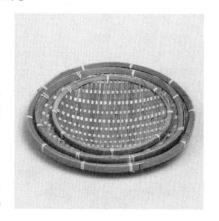

图 1-14 竹匾

4. 竹茹刀 竹茹刀形狭长微弯，具有双柄，上方为刀背，下方为刀口，长约 1.2 尺，宽约 3 寸，专为刮取竹茹之用。

5. 龟刮板 龟刮板呈扁平条状，前端较阔，约 1.5 寸，翘起呈钩形，有薄刀口，专为刮龟板或其他骨类药物皮肉筋膜所用。

6. 闸钳 闸钳亦称铡剪，状如铡刀，刀厚而坚，形狭长，前端与下面垫条相连，供钳破坚硬药物之用。见图 1-16。

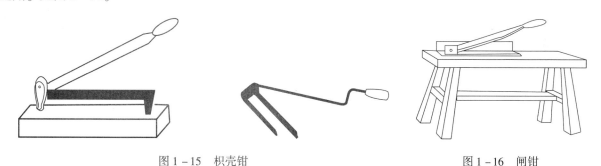

图 1-15 枳壳钳　　　　　　　　　　图 1-16 闸钳

三、现代中药炮制生产设备

随着时代的发展，中药炮制也逐步从传统的作坊式加工转向现代的机械化生产。因此，可以适应大生产的炮制设备应运而生。炮制设备是中药饮片企业的硬件基础。炮制设备发展到现在，已经研制出多种炮制设备供中药饮片生产企业使用，很大程度上解决了饮片规模化生产与传统炮制机具生产能力低的问题，为中药炮制的产业化和规模化做出了重要贡献。常用的炮制设备见表 1-1。

表 1-1 常用炮制设备一览表

制法	方式	常用设备
净制	风选	变频卧式风选机、变频立式风选机、变频吸风式风选机
	水洗	循环水洗药机、不锈钢洗药水槽
	筛选	柔性支承斜面筛选机、电机振动筛选机、往复振动筛选机

续表

制法	方式	常用设备
净制	挑选	不锈钢挑选机、机械化挑选机
	磁选	带式磁选机、棒式磁选机
切制	软化	水浸式润药机、气相置换式润药机
	往复切片	柔性带往复式切药机、金属履带往复式切药机
	旋转切片	转盘式切药机、旋料式切片机
碎制	破碎	颚式破碎机、挤压式破碎机（压扁机）
	粉碎	球磨机、锤式粉碎机
干燥	间歇干燥	封闭式烘干箱、敞开式烘干箱、滚筒式烘焙机
	连续干燥	网带式烘干机、转筒式烘干机
炒制	旋转式炒药	转筒式炒药机、转鼓式炒药机
炙制	炙药	转鼓式炙药机、平转式炙药机
煅制	中低温	中低温煅药锅
	高温	反射式高温煅药炉
蒸煮	蒸	电加热蒸药箱、蒸汽蒸药箱、电汽两用蒸药箱
	煮	可倾式蒸煮锅

（一）净制设备

1. 风选设备　风选设备是利用不同形状、不同粒度的物料在气流作用下，产生的位移程度不同的原理进行设计的主要用于质量、体形差异大的物料，尤其是同等体形而质量差异大的物料，也可以对药材、半成品或饮片，按其体形大小分级，或除去药材、半成品、饮片中的药屑、泥沙、毛发、棉纱等杂物，具有生产能力大、成本低，设备投资和维护费用少的特点。有变频卧式风选机、变频立式风选机和变频吸风式风选机等。风选设备主要由风选箱、振动均料器、提升机、变频调速风机等组成。调节档有 2~5 档，可根据不同的药材、不同的形状特性选择合适的风选设备。见图 1 - 17，1 - 18。

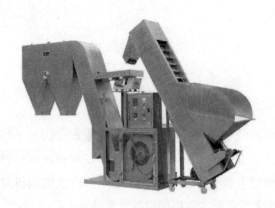
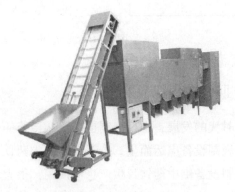

图 1 - 17　立式风选机　　　　　　　　图 1 - 18　卧式风选机

2. 水洗设备　水洗是利用水的浸泡、溶解、卷离等作用，使附着在药材表面的杂物、泥沙等脱离药材表面。主要的水洗设备有循环水洗药机、洗药池等。见图 1 - 19。

循环水洗药机的主体部分是一壁面开有许多小孔的鼓式转筒，由电机通过皮带直接驱动转筒旋转。

转筒下部是"V"型水箱,"V"型水箱的水经过泥沙过滤器由水泵将其增压,通过喷淋管、喷嘴喷向转筒内的药材。由于转筒一部分进入水箱,药材被充分浸泡,再通过喷淋水冲刷、转筒旋转使药材相互摩擦,使附着在药材表面的杂物脱落并被水流带走,达到清洗药材之目的。

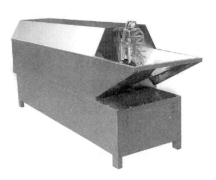

图 1 - 19 循环水洗药机

　　洗药池通常由混凝土制作,内衬不锈钢板。水池底部的排水管道与下水道相连,出口处装有放水阀,下水道上设置沉淀池,以避免泥沙堵塞下水道。进水管道上装有流量计和阀门,可以显示用水量和控制进水。水池的一个侧面通常设有小门,以方便用小车装载药材。在清洗过程中需要人工翻动、搅拌药材,以提高清洗效果。

　　3. 筛选设备　筛选是因物料(混合物)存在体形差异,物料与筛网之间的相对运动使小于筛网孔的物料与其他较大物料分离的一个过程。根据物料体形选择适当大小的网孔能达到较好的筛选目的。

　　根据筛网在驱动作用下产生的运动轨迹,分为柔性支承斜面筛选机、电机振动筛选机、往复振动筛选机。它们的运动轨迹分别是平面回转运动、上下往复运动、前后或左右往复运动。除了这些运动外,筛网必须与水平面成一定的倾斜角度才能使物料不断地前移。根据物料出口数目,有 2、3、4 出口之分。筛选设备一般由机架、传动装置、床身、筛网、出料斗等组成。见图 1 - 20。

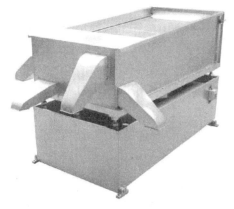

图 1 - 20　三层四出式平面回转式筛选机

　　4. 挑选设备　挑选是除去药材杂物的一种方法。被挑选的杂物包括缠绕、夹杂在药材中的杂物和非药用部位等。根据自动化程度高低,分为不锈钢挑选台、机械化挑选机组。挑选台台面一般为 1m × 2m,分平面、凹面、带落料孔三种形式,机械化挑选机组与不锈钢挑选台相比,增加了提升机送物料、杂质反向输送和磁选功能。见图 1 - 21。

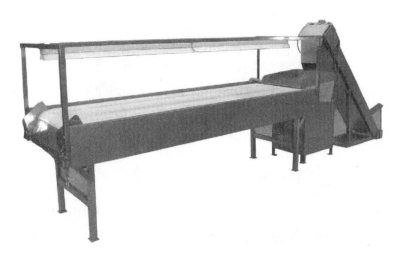

图 1 - 21　机械化挑选机

　　5. 磁选设备　磁选是利用强磁性材料吸附混合在药材中的铁质杂物,并将其分离的一种方法。磁选的目的,一是为了净制药材或饮片,二是为了避免损坏后续的切制、粉碎等加工机械。

磁选设备主要有带式磁选机、棒式磁选机。其主要部件是磁棒和振动均料器。见图 1-22，1-23。

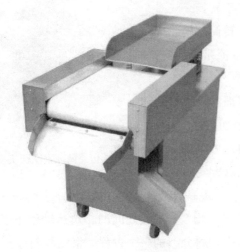

图 1-22 带式磁选机

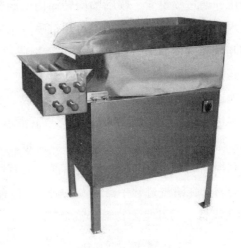

图 1-23 棒式磁选机

（二）切制设备

1. 软化设备 除少数药材可趁鲜切制或干切外，大部分干燥的药材，切制前必须进行适当的水处理，使其吸收一定量的水分，达到质地柔软适中，以利于进一步切片。

现代常用的浸润软化机械设备有水浸式润药机、气相置换式润药机等，相比较而言后者较为先进，其工作原理是利用抽真空减压的方法，抽取药材组织间隙中的气体，使其成为负压状态，然后，将水蒸气通入罐内，使其迅速、均匀地进入药材组织内部，提高软化效果。对难润药材可进行多次软化。气相置换式润药机是由方形箱体、气泵及充气式密封机构、真空泵及控制系统、各种电磁阀、报警装置等组成。见图 1-24。

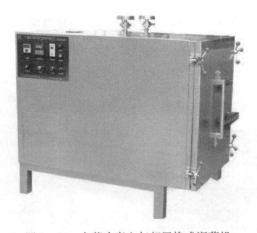

图 1-24 水蓄冷真空气相置换式润药机

2. 切制设备 切制刀具的硬度远远高于药材，刀具接触药材并施加压力，刀刃陷入药材将其切开。刀刃与药材接触并产生相对运动是切制的基本条件。

现代切药机器种类较多，根据刀具和物料的相对运动方式，分为上下往复式和旋转式切制设备。属于上下往复式的切制设备有柔性带往复式切药机、金属履带往复式切药机等；属于旋转式切制设备的有转盘式切药机、旋料式切片机等。其他还有多功能切药机、刨片机等。

往复式切药机工作原理：原料经传送带间断送料，刀片作同步的上下往复运动而切断药材；通过调节进给机构，可以将药材均匀地切制成不同厚薄、长短规格。旋转式切药机主要由机架、电机、刀片、料斗、转盘、片厚调节机构等组成。见图1-25。

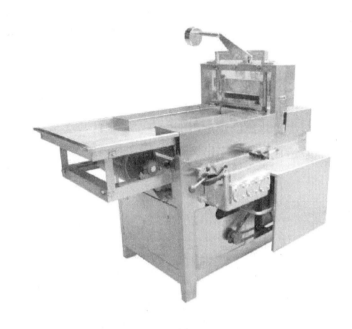

图1-25　柔性带直线往复式切药机

被切制的药材不能混有铁丝、铁块或石子之类的硬性物质，以免损坏刀片。切片厚度在一定范围内可调，调节适宜的刀片厚度和刀角能切出理想片形的饮片。要定期检测切刀的锋利程度，定期磨削切刀。

3. 碎制设备　使药材破碎，达到一定形状大小规格的工艺即为碎制。目前市场上破碎机主要有颚式破碎机、挤压式破碎机、球磨机、锤式粉碎机等，见图1-26，1-27。后两者属于细粉碎机械，能粉碎出更小更细的颗粒状药物。破碎的原理是通过撞击或挤压力，克服药物分子之间的作用力，使其达到破碎或粉碎的效果。

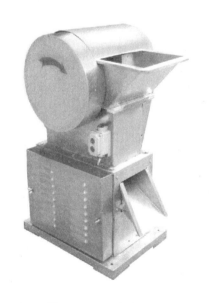

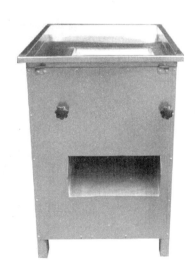

图1-26　颚式破碎机　　　　　　　　　图1-27　挤压式破碎机

（三）干燥设备

干燥原理是将热能作用于含水饮片，部分或全部水分从饮片中逸出而使饮片干燥的过程。根据饮片的烘干作业是连续的还是间歇的可分为连续烘干设备和间歇烘干设备。封闭式烘干箱、敞开式烘干箱和滚筒式烘干箱属于间歇烘干设备；网带式烘干机、转筒式烘干机和翻板式烘干机属于连续烘干设备。见图 1 – 28。

烘干设备主要由热源发生器、烘干箱体等组成。为药材提供热源的有蒸汽、电热、燃油及远红外线等。

在烘干过程中需要注意的是提供热源的温度不能过高，否则饮片会被烤焦或引起有效成分的损失或变化；另外，热源不能对饮片造成污染或起化学反应。

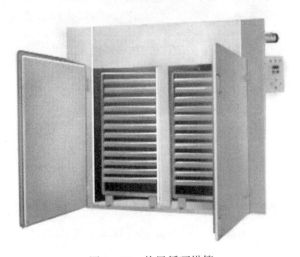

图 1 – 28 热风循环烘箱

（四）炒制设备

常用的炒制设备有滚筒式炒药机、自控温鼓式炒药机、炒药锅等。见图 1 – 29。

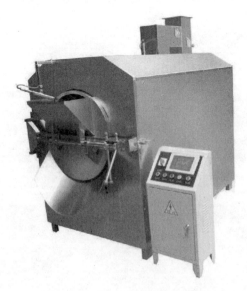

图 1 – 29 智能化红外控温炒药机

炒药机由炒筒、炉膛、导流板、驱动装置、燃烧器、电控箱及机架等组成，物料由投料口进入，炒筒旋转使物料翻滚受热达到炒制的效果，当炒筒作反向转动时，物料便自动排出炒筒外。

（五）炙制设备

炙制设备主要有炙药机与炙药锅两种。见图 1-30。

炙药机主体部分结构与炒药机相似，不同的是热源的热能强度与炒筒转速低于炒药机，配套液体辅料喷淋装置，以便液体辅料喷淋、浸润、炒制等过程在同一设备完成，适合于醋、酒等低黏度液体辅料炙制。炙制过程先将药物置于炒筒内预热，慢速旋转，达到适宜温度时喷淋液体辅料，控制辅料用量，并保持炒筒慢速旋转，使药物浸润、闷透，然后适当提高炒筒转速，再升温炒至适当程度出料。

炙药锅锅体为半球形，锅体外侧是加热装置，适合蜂蜜等高黏度辅料炮制，也适合低黏度液体辅料炮制。操作时先将药物置于锅体内，预热并搅拌药物，待温度适宜时喷淋辅料并搅拌，使药物浸润、拌匀、闷透，再升温炒至适当程度出料。

（六）煅制设备

根据煅药设备所能承受温度的高低分为中低温煅药锅、高温煅药炉。见图 1-31。煅药锅主要由电加热、锅体、锅盖及废气处理部分等组成。其工作原理是：由电热丝加热药锅，再由药锅加热药材，根据测温棒及温控器来控制煅制温度，同时由计时器控制煅制时间。

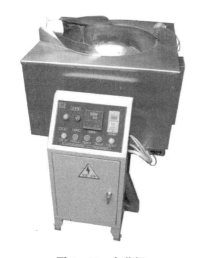

图 1-30 炙药锅

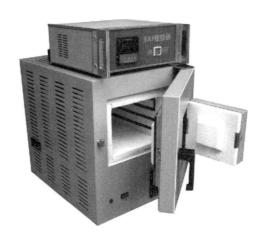

图 1-31 煅药炉

（七）蒸煮设备

1. 蒸制设备 蒸制原理：蒸汽作用于药材，由于蒸汽温度高与药材温度，蒸汽热量传递给药材，水蒸气因放热而液化成水，并被药材吸收。不断地通入蒸汽直至药材被蒸透。药材被蒸透的时间取决于药材形态、大小和装载方式，体型小、比表面积大、装载松散的药材易于蒸透，反之则不易蒸透。

根据热源不同分为电加热蒸药箱、蒸气蒸药箱及电汽两用蒸药箱。蒸气蒸药箱是由锅炉产生的蒸气直接通入药箱蒸制的设备；电热蒸药箱是在药箱中放入一定量的水，通过电热管加热产生的蒸气对药材进行蒸制的设备。

蒸药箱主要由控制系统、电加热器或蒸气管路、报警装置等组成。将药材置于密闭的箱体内，通过电加热产生的蒸气或直接使用外部的蒸气对物料在常压下进行蒸制。进水、加热、报警、停机等过程自动完成。见图 1-32。

2. 煮制设备 目前主要的煮制设备是蒸煮锅。见图 1-33。

煮制是将净药材加辅料（或不加辅料）置锅内，加适量清水一起加热至沸腾，并保持沸腾的过程。其原理和蒸制类似，由于液态水的热容量和热传导能力大于水蒸气，故煮透的过程要快于蒸透。

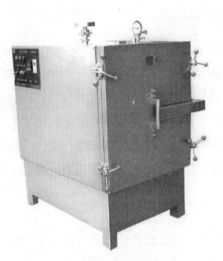
图 1 – 32　蒸药箱

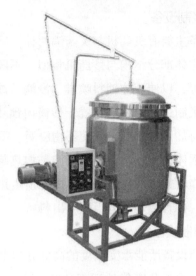
图 1 – 33　蒸煮锅

（八）其他设备

除了上述用途较专一的设备外，还有很多通用的设备，如废气处理装置、干式除尘机、物料输送机、磨刀机等。见图 1 – 34。

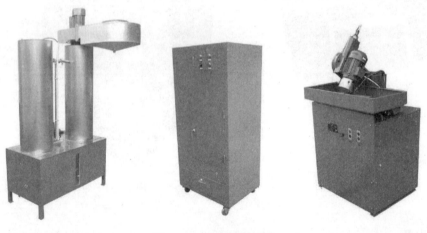

图 1 – 34　炮制其他设备

四、思考题

（1）简述炮制常用的液体辅料及其质量要求。

（2）简述传统炮制工具中磨池、木蒸甑、竹匾在药材的炮制中的用途。

（3）简述现代饮片生产中的干燥设备及其主要的工作原理。

第三节　中药炮制实验思路与方法

一、实验研究选题

（一）选题原则

选择中药炮制实验研究课题，即确定实验研究的具体目标和研究内容。恰当的选题是中药炮制实验课成功的重要因素之一，并代表研究水平的高低。中药炮制实验研究选题的程序及原则与其他领域的研究选题基本相同，必须坚持实用性、可行性、科学性、创新性、效益性的原则。

1. 实用性　科学技术是第一生产力，科研选题不能离开行业的需求，否则，难以权衡其价值。对中药炮制实验研究的选题来说，应着重选择毒性饮片、贵重饮片、炮制前后作用差异较大的饮片以及生熟异制的饮片等。只有了解了这些中药炮制前后理化性质和药理作用的变化，以及这些变化的临床意义，才能正确地指导和促进炮制方法的改进、制订饮片质量标准、提高药品质量、确保临床用药安全有效。

2. 可行性　坚持选题的可行性或可能性原则，即考虑完成课题的条件。选题时分析课题的难易程度，预期达到课题目标所必须具备的客观条件，要从研究方案、研究人员组成、仪器设备、研究经费、主客观条件的相互结合与联系等方面进行综合考虑。对中药炮制实验研究来说，实验科研人员必须有较坚实的中医药知识，同时具有较丰富的现代科学知识和技能。只有将中医中药传统理论、经验与现代科学知识、技能结合起来，其研究成果才能为中医药人员所接受。

3. 科学性　科学研究本身就具有科学性。科学性的核心是实事求是，违背事实和客观规律就没有科学研究的意义。目前中药炮制研究选题多数是验证传统炮制理论和方法，但其中也有的是误传误用。例如，《中国药典》1985 年版规定龟以腹甲入药，名为龟板，经对部分历史文献资料调查，元、明以前，龟上甲与下甲皆可入药，后因种种原因龟上甲被废弃。因此从龟上、下甲能否等重量替代入药，以何种方法炮制的饮片最佳的角度，立项进行系统研究。其成果为恢复龟上甲药用提供了文献依据和实验依据。《中国药典》从 1990 年版起规定，龟以背甲（上甲）及腹甲（下甲）入药，名为龟甲。由此看来，选题必须进行广泛深入地调查和课题检索，在反复分析研究的基础上，很慎重地确定科研课题，避免将一些没有足够的、可靠的科学依据的课题轻易地确定下来，造成人财物的浪费。

4. 创新性　研究的指标和方法是否符合中医药理论，是否充分利用现代科学知识和手段，有无自己的设计特色，决定了中药炮制研究是否具有创新性，也关系到研究成果能否被中西医药人员接受、推广应用。因为方剂是调整体内系统平衡的最优化治疗系统，也是中医临床用药的一大特点，所以将中药炮制纳入方剂中进行研究的选题思路具有较强的创新性，值得借鉴。

5. 效益性　效益包括科学效益、社会效益和经济效益。对中药炮制研究来说，科学效益应是第一位的。所谓科学效益就是选题对学科在学术上、科学价值上的推动作用，是社会效益和经济效益的基础和保证。因为中药炮制受历史条件和科学文化水平的限制，其炮制方法比较原始，工艺比较简单，理论阐述亦较简略。如果不探讨中药炮制的科学内涵和临床意义，就不能指导和促进炮制方法的改进。例如，药材"去芦"问题，历代医药学家认为"芦"为非药用部位，"去芦者免吐"，故应去除。通常认为要去芦的药材包括人参等有数十种，因为人参贵重，参芦约占全人参药材的 12% ~15%，弃之可惜。所以历年来投入了很大的精力研究人参是否去芦的问题，对人参芦与人参主根进行系统的研究比较，具有明显的科学效益，而且对参芦的综合开发利用会带来很大的社会效益和经济效益。经化学成分、药理和毒理研究，以及临床观察，结果皆表明，人参芦与人参主根中人参皂苷的种类基本相同，但含量却比主根高 2~3 倍，挥发油亦比主根高 3 倍多。参芦具有与主根和全参相同的药理作用，对实验动物有相似的抗疲劳、耐缺氧、耐高温、耐低温、抗利尿、镇痛等作用。参芦与人参根或参芦总皂苷与人参根总皂苷具有相似的降低心率和血管阻力，增加血流量，提高实验动物各种组织中 Na^+，K^+ – ATP 酶活性，抑制 Mg^{2+} – ATP 酶活性的作用；对 cAMP 和 cGMP 的含量具有双向调节作用。研究尚未发现参芦的化学成分中含有催吐成分。药理实验表明，人参芦对催吐药物敏感的动物家鸽、猫、狗、猴并无催吐作用。参芦与主根的急性和亚急性毒性实验结果也相似。故《中国药典》1995 年版已改为人参不去芦应用。

（二）选题途径

1. 从当前炮制研究存在的问题选题 中药炮制研究选题，首先应对当前选题的动态趋势以及存在的问题等进行认真的调查研究，才能广开思路，找准目标。单从公开报道的资料中可以发现炮制研究存在的问题有如下方面。

（1）对同一种中药的炮制研究结论截然不同 例如，关于乳香的活血镇痛的活性成分，有认为是其所含的树脂，建议应炮制去油药用。亦有认为其镇痛作用的有效部位是挥发油，应生用或提取挥发油药用。

（2）对同一种中药选用何种辅料炮制，看法不一 例如，延胡索《中国药典》2015 年版仍收载醋炙或醋煮延胡索。因为醋炙延胡索水煎液中总生物碱量较酒炙高出一倍多。但又有报道，醋炙、酒炙延胡索均能提高其水煎液中生物碱和延胡索乙素的煎出量，酒炙品的止痛作用仅次于醋炙、酒蒸。酒蒸能否代替醋炙，值得进一步研究。

（3）对同一种中药选用何种炮制工艺，看法不一 例如，白芍的加工，《中国药典》2015 年版规定芍药采后洗净，除去头尾及细根，置沸水中煮后除去外皮或去皮后再煮、晒干。但据报道，未经加工的原芍药含芍药苷为 3.02%，而刮皮后降至 1.49%，认为白芍不必刮皮。亦有报道认为，芍药外皮中不仅含有与白芍相同的化学成分，也含有其不具有的化学成分。因此，把除去其外皮只视为是除去栓皮或非药用部位是不合适的，不可省去除外皮这一道工序。据此，白芍是否要去外皮尚需深入研究。

（4）对炮制程度缺乏客观指标 目前多数中药炮制程度仍靠传统经验判断，缺乏客观指标。如对熟地黄的炮制方法有单蒸、加酒蒸。酒蒸又有笼蒸、罐炖、九蒸九晒，炮制程度至黑润。实际生产中很难掌握一致。有报道地黄中梓醇的存在是其晒干或蒸干变黑的原因，且梓醇具降血糖、利尿、缓泻作用。因此，目前至少可根据经验鉴别，结合梓醇的含量，作为熟地炮制质量控制指标之一。

（5）实验研究结果不符合传统炮制理论 传统炮制理论有精华，也有糟粕，需用现代实验方法验证和发展。如传统认为"泽泻滋阴利水盐水炒"（《得配本草》），但有实验表明，泽泻的生品、酒炙品、麸炒品均有利尿作用，唯独盐制品利尿作用并不明显。可是《中国药典》历年版本皆收载泽泻盐制品。而有研究表明，盐泽泻的利尿作用与酒制泽泻、麸炒泽泻相比并不明显。因此，对泽泻盐炙的问题尚需进一步研究。

（6）只注意宏量成分，不注意微量成分 如有实验认为，紫硇砂经醋制后是较纯的氯化钠，含量达 98% 以上，因此想利用食盐代替紫硇砂药用。古人认为硇砂能"消五金八石，腐坏人肠胃"，炮制是"杀其毒及去其尘秽"。现代研究认为，紫硇砂有治疗癌症的作用，其生品对小鼠 S_{180} 肉瘤有抑制效果，而普通食盐是没有此种作用的。因此认为，紫硇砂中抗癌活性成分可能是除 NaCl 以外的微量离子，这一问题有待研究探讨。

（7）不加分析的依法炮制未必完全合理 目前所说的依法炮制基本上是"遵古炮制"，没有通过现代科学的验证。例如，乌头与附子虽同出于一种植物，可是加工方法大不相同。《中国药典》历次版本皆规定附子采后加工成盐附子、黑顺片、白附片。盐附子入药用尚需制成淡附片。据报道，附子采后经水洗、胆巴泡、煮、剥皮、切片、漂片、蒸片、烘片等加工炮制处理过程，总生物碱量损失 81.30%。乌头、附子的炮制目的是减毒，而其毒性与乌头所含总生物碱的含量不成平行关系，主要决定于双酯型乌头碱的水解或分解程度，故为减少附子中乌头总碱因浸泡过度流失，是否可改用加压蒸法炮制，使双酯型乌头碱类分解成毒性低的苯甲酰单酯型乌头碱类和几乎无毒性的乌头原碱类等而减毒，值得研究。

2. 从中药已知的特种成分入手选题 凡是中药中特种成分性质比较清楚者，就可以寻找到其定性定量方法，进一步对该中药炮制前后此种成分进行分析比较。例如，栀子中除含栀子苷类成分外，近来研究发现尚含熊果酸。熊果酸具有明显的安定与降温作用，为栀子的解热、降温有效成分，可用高效液相色谱法测定栀子不同炮制品中栀子苷、熊果苷的含量。

3. 从中药效用或毒副作用入手选题 中药炮制的目的主要是增强药效或消减其毒副作用。用什么指标来衡量中药效用或毒副作用才符合中医药理论，这是值得探讨的问题。例如，黄芪自《神农本草经》以来，就认为对痈疽有效，用于内托排脓。在千金内托散和托里消毒散等方剂中皆配有黄芪。日本学者久保、堀田等研究证明，黄芪的抑菌作用强，并认为此抑菌成分可能是 L－3－羟基－9－甲氧基紫檀素。因此可用抑菌作用为指标验证生黄芪托毒排脓、生肌的科学性。有相当一部分中药是通过增强机体抗御疾病的能力而起作用的。

毒性中药一般可分为两种类型，一类是其毒性成分与治疗成分不一样，须通过炮制将毒性成分去除，如巴豆中巴豆毒素、蓖麻子中蓖麻毒蛋白等。另一类既是有毒成分又是治疗成分，要通过炮制使其达到一定的含量，或转变成毒性较低的物质。如马钱子中马钱子碱和士的宁，乌头、附子中乌头碱，斑蝥中斑蝥素等，对毒性成分和有效成分尚不清楚的中药，可选择主要药效学和毒理学指标，同时作各种炮制品的对比研究。

4. 从中药配伍理论和技术展开联想 中药配伍应用是中医用药的特点之一，通过配伍可起到增效或解毒等作用。运用中药配伍理论和经验，可以创造出新的炮制品。例如《全国中药炮制规范》1988年版收载三黄汤制炉甘石，既是传统炮制品，也为创制新的炮制品提供了思路。有人研究由黄连、黄柏、大黄、甘草组成的复方对金黄色葡萄球菌代谢的影响过程中发现，黄柏对细菌 RNA 的合成有强烈抑制作用，大黄对细菌的乳酸脱氢酶抑制最强，黄连强烈抑制细菌呼吸和核酸的合成。推想以三黄汤制炉甘石，是从多种途径影响细菌的代谢环节，可增强炉甘石生肌消炎作用。再如，吴茱萸水制黄连，是"左金丸"配伍理论在炮制中的应用。

5. 从历代医药典籍中寻找选题 阅读历代医药典籍不仅是搜集炮制历史沿革资料所必需，而且也是炮制研究选题的一种重要途径。在阅读中往往受到启发，触类旁通，提出自己的课题。例如，自古以来认为半夏生品有毒，能"戟人咽"、"令人吐"，需以水长期浸泡去毒。清代赵学敏在《本草纲目拾遗》中曾指出："今药肆所售仙半夏。惟将半夏浸泡。尽去其汁味……全失本性……是无异食半夏渣滓，何益之有。"从实验亦可看出，半夏有毒物质不溶或难溶于水，短期浸泡不能达到去毒的目的，长期浸泡则水溶成分损失达 88.1%。醇溶成分损失为 87.5%，三氯甲烷、甲醇溶出成分损失为 76.6%，生物碱损失为 50%。有报道，半夏经高温（115℃，150min；121℃，100min）、高压（132～152kPa/cm²，2h）处理，均能破坏其毒性，且工艺简便。在半夏有效成分和有毒成分尚不明确的情况下，半夏的水浸泡工艺能否用高压高温替代，值得深入研究。

6. 将其他学科理论和技术引进中药炮制学 应用化学、药理学、微生物学、免疫学、生物化学、物理学等近代科学技术，对中药炮制的原理、方法、工艺等方面进行研究。例如，采用薄层层析和紫外分光光度法，以及高效液相色谱仪等测定白芍 5 种炮制品中芍药苷、丹皮酚、苯甲酸的含量；用化学动力学方法建立首乌清蒸过程中蒽醌成分随时间变化的动力学方程；用免疫学方法探讨大黄对人血清抗原抗体反应及抗体形成作用的影响；用酶学理论和技术对大黄 4 种不同炮制品中胰蛋白酶、胃蛋白酶、胰脂肪酶、胰淀粉酶的活性进行测定等，皆取得可喜的成果。

二、实验设计

（一）设计方法

1. 以中医临床疗效为设计的出发点 中药作用是中医在长期的临床实践中积累总结出来的。对中药作用的认识和研究，绝不能拘泥束缚于单纯某种化学成分或适合纯化学成分的某种药理模型进行研究，而忽视中药的特性。例如，中药四季青内服有清热解毒作用，在体外实验却无抑菌作用。因此，用什么指标来衡量中药效用或毒副作用才能符合中医药理论，这是值得探讨的问题。又如清热解毒类中药的抗感染作用，往往不是因为它们有直接的抗微生物作用，而是与其免疫调节有关。再如，麦芽、神曲、山楂、鸡内金等消导药，习惯上皆炒至焦香后入药，如果单用所含酶素类成分来解释它们的消食作用，就具有很大的局限性。因为淀粉酶、蛋白酶等经加热炒制后或入煎剂会受到破坏，即使不被完全破坏，经口服后在胃酸的作用下，淀粉酶（最适合的 pH 为 6.8）也会失活。有的药物炒至焦香后，亦具有一定的苦味，轻微的苦味能对舌尖味觉神经及胃肠黏膜产生一种缓和的刺激作用，通过反射功能可纠正胃肠衰弱现象，以改善消化功能。单用化学成分或药理指标来研究和评价中药炮制的作用是不够完善的，必须以中医临床疗效为依据，设计适宜的成分指标和药理实验模型。

2. 以"证"的模型研究中药炮制原理 辨证论治是中医的特点，而证是根据患者整体宏观表现归纳总结出来的。同病可以异证，因而须异治；异病也可以同证，因而须同治。目前，在中药炮制药理研究中，多数以"证"为基础。因此，有些研究结果不能为中医药人员所接受。如镇痛实验常用"小鼠热板法"或"小鼠醋酸扭体法"。对延胡索等活血止痛，木香等理气止痛，肉桂等散寒止痛，独活等祛风止痛，蚤休等消肿止痛是否皆适合，答案可能是否定的。再如，大多数炭药是用于止血。因此，多用出血、凝血时间为指标来研究炭药，也是不全面的。因为炭药尚有其他多方面的作用，即便是出血，其出血原因各异，有因血热妄行而出血，有因瘀血而出血，有因脾不统血而出血，有因阴虚阳亢而出血，又有外伤性出血，消化道出血，呼吸道出血等。

从临床上发现热证患者的交感神经－肾上腺系统功能活动增强，而寒证患者则相反。经研究，用寒凉药（黄连、黄芩、黄柏等）长期喂养大鼠也可出现交感神经－肾上腺系统机能活动降低现象，造成"寒证"模型。而用温热药（附子、干姜、肉桂等）喂养大鼠则该系统的功能活动增强，造成"热证"模型。日人久保等研制出太阳病的动物模型，以观察桂枝汤的疗效；为观察小青龙汤的抗变态反应作用，又作了另一种变态反应发作的太阳病模型。这样的动物模型，为我们研究中药炮制开阔了思路，提供了借鉴。

3. 将中药炮制纳入方剂中进行研究 方剂是调整体内系统平衡的最优化治疗系统，也是中医临床用药的一大特点。药物通过配伍组方可起到增效、减毒、缓和药性或产生新药效等作用。单味中药的研究结果往往与该药在方剂中的研究结果不完全一致，有的甚至截然相反。这也是中药炮制研究成果不易推广应用的原因之一。因此，将白芍的炮制纳入芍药甘草汤中进行研究，初步阐明了一些问题。5 种白芍组成的芍甘汤中均不含丹皮酚。芍药苷含量除酒炒白芍的芍甘汤外，皆明显高于生白芍煎液，说明甘草可提高方中芍药苷的煎出量。方中用白芍生品或清炒品、麸炒品芍药苷含量高，二者间无显著差异；但麸炒白芍的芍甘汤中苯甲酸含量最低，故对脾胃虚弱患者似更适宜。白芍各种炮制品不会降低芍甘汤中甘草次酸的煎出量。方中用生白芍鞣质含量最低，甘草与白芍混合煎煮液中鞣质含量明显低于分煎液的合并值。又因芍甘汤中鞣质含量的高低与其抗炎作用强弱不成平行关系。故芍甘汤制剂时可合煎。

（二）设计注意

1. 坚持均衡对照，随机化和重复的原则 要提高研究效率，保证科研结果的正确性和可靠性，试验设计时就应坚持均衡对照、随机化和重复的原则。对照的设计要按照"齐同对比"的原则，即除了探索的因素之外，研究组与对照组的各种条件要尽可能的相同，才能对比。文献有用生药 10g 与该药的炭药 10g 做出血、凝血时间的比较，以说明该药制炭后止血效果是增强还是减弱，这就不是齐同对比。

因生药 10g，制炭后不能得到炭药 10g。目前普遍存在的是对用不同方法或不同辅料炮制的各种炮制品，不按各种炮制品得率和平衡水分折算取样，而是各种炮制品的取样量与原生药等量，这也不是齐同对比。

随机化就是把研究对象分为几组，使分入研究组与对照组的机会均等，以便使系统误差减少到最低限度。违反随机化原则的做法在炮制研究中存在，如样品粉碎后只过一种筛目的筛，不规定上下限，取样时不随机化；动物分组先抓到的（不活泼者）为一组，后抓到的（活泼者）为另一组；实验观察顺序不随机化等等。

做到随机化不易，需要研究者尽最大努力。这是研究者的责任，也反映研究者的科研道德。为什么有的研究结果别人不能重复出来，虽原因很多，但与随机化原则坚持不够有很大关系。

重复是保证科研结果可靠的重要措施之一。重复有两层含义：一是指实验过程是多次重复进行的；二是指设计中提出的方法、结果，别人也能重复出来。因为科学真理任何时候都不怕重复。1963 年曾报道槐花炒炭后芦丁大量损失，但鞣质增加 4 倍，并认为槐花炒炭后止血作用增强，可能是鞣质增加的缘故。此后，虽然曾有槐花炒炭后鞣质不仅未增加，反而下降的报道，但进一步研究证明前面的报道是正确的，并观察到纯芦丁受热后也确可转化生成鞣质，此种转化与受热温度和时间密切相关。炮制研究中要得到重现性结果，是很不容易的。这与炮制的火候、时间、饮片大小厚薄、样品液的提取条件、实验操作技术等有密切关系。不能根据一两篇实验报道，就轻易否定前人几千年来的炮制理论和技术。

2. 正确看待和选用数理统计方法 科研中所收集到的各种数据要不要使用统计处理，以往存在着两种不同的看法：一种看法认为数理统计万能，把它说得玄而又玄；另一种看法认为数理统计是数学游戏，持怀疑态度。这些都有其片面性，适当地、正确地应用数理统计方法，可以使数据更接近于事实，这对于认识事物的本质是很必要的。例如，有人应用某药治疗手足癣病 20 例，治愈 10 例，就得出结论说治愈率为 50%。这显然是不可信的。经数理统计处理可知，10/20 的实际可能范围是 27% ~ 73%（$\alpha = 0.05$），而不一定是 50%。

由此可见，炮制研究中适当地应用数理统计方法是很有必要的。但必须指出，数理统计的运用，只能对已得数据进行科学处理，它无法证明数据来源是否正确。数理统计不能代替科学思维，更不能代替辩证唯物主义的分析。

炮制研究中得来的测量资料或计数资料常需进行统计学处理。选用的假设检验方法应符合其应用条件。计量资料的比较常用 t 检验，计数资料的比较常用 χ^2 检验。同为计量资料，配对设计与完全随机设计（成组比较）t 检验方法也不相同。如某药材炮制前后实验指标的比较，应为配对资料比较，若用成组比较的 t 检验方法处理，则不但浪费信息，还可能得出错误的结论。不能用大样本的 u 检验代替小样本的 t 检验，也不能用一般的 t 检验代替方差不齐的检验。

第二章 中药炮制验证性实验

实验一 净制、切制

一、实验目的

1. 掌握 中药材净制、饮片切制的基本操作方法；中药饮片类型和干燥方法。

2. 了解 中药材净制、饮片切制的目的和意义。

二、实验原理

1. 净制的作用 ①除去杂质，便于临床调配与制剂；②分离药用部位，更好发挥药效；③大小分档，便于切制和炮炙；④除去非药用部位，保证用药剂量的准确。

2. 饮片切制的作用 ①便于有效成分煎出；②利于炮炙；③利于调配和制剂；④便于鉴别；⑤利于贮存。

三、实验内容

1. 净选 采用挑选、筛选、风选、水选、摘、揉、擦、刷、刮、剪切等方法，去除杂质、除去非药用部位等。

2. 软化 根据实验条件和中药材特性可采用下列不同方法：①常用水处理的方法主要有淋法、洗法、泡法、漂法、润法等；②湿热软化法主要有减压加蒸汽润药法、减压浸渍法、直接蒸润法、烘烤法等。

3. 切制 采用手工切制和机器切制的方法，根据不同药材性质，分别切制成极薄片、薄片、厚片、丝、段、块等。

4. 干燥 采用控温电热烘箱干燥，温度控制在50～80℃，并定时翻动至全部干燥，取出放凉。

四、实验器具和材料

1. 实验器具 片刀、切药刀（铡刀）、压板、铁夹、切药机、盆、竹匾、竹把、刀具、剪刀、刷子、筛子、大中小搪瓷盘（具盖）、烘箱、真空加温润药机、气相置换真空润药机、蒸锅等。

2. 实验材料 当归、槟榔、白芍、川芎、丹参、甘草、大黄、黄芪、白术、党参、麻黄、荆芥、陈皮、瓜蒌皮、阿胶。

五、实验方法

1. 当归 取原药材适量，除去杂质，洗净，稍润，切薄片，低温干燥，放凉，筛去碎屑。

2. 槟榔 取原药材适量，除去杂质，洗净，浸、润软化，润透，切薄片，干燥，放凉，筛去碎屑。

3. 白芍 取原药材适量，除去杂质，大小分档，洗净，浸、润软化，润透，切薄片，干燥，放凉，筛去碎屑。

4. 川芎 取原药材适量，除去杂质，大小分档，洗净，浸、润软化，润透，切薄片，干燥，放凉，筛去碎屑。

5. 丹参 取原药材适量，除去杂质及残茎，洗净，润透，切厚片，干燥，放凉，筛去碎屑。

6. 甘草 取原药材适量，除去杂质，洗净，润透，切厚片，干燥，放凉，筛去碎屑。

7. 大黄 取原药材适量，除去杂质，大小分档，洗净，浸、润软化，润透，切厚片，低温干燥，放凉，筛去碎屑。

8. 黄芪 取原药材适量，除去杂质，洗净，润透，切斜片，干燥，放凉，筛去碎屑。

9. 白术 取原药材适量，除去杂质，洗净，润透，切直片，干燥，放凉，筛去碎屑。

10. 党参 取原药材适量，除去杂质，洗净，润透，切段，干燥，放凉，筛去碎屑。

11. 麻黄 取原药材适量，除去残根、木质茎及杂质，抢水洗净，稍润，切段，干燥，放凉，筛去碎屑。

12. 荆芥 取原药材适量，除去杂质，抢水洗净，稍润，切段，干燥，放凉，筛去碎屑。

13. 陈皮 取原药材适量，除去杂质，喷淋清水，润透，切细丝，低温干燥，放凉，筛去碎屑。

14. 瓜蒌皮 取原药材适量，除去杂质，洗净，稍润，切宽丝，干燥，放凉，筛去碎屑，称重。

15. 阿胶 取阿胶块适量，烘软，趁热切成小丁。

六、实验结果

1. 当归 类圆形、椭圆形或不规则薄片。外表皮黄棕色至棕褐色。切面黄白色或淡棕黄色，平坦，有裂隙，中间有浅棕色的形成层环，并有多数棕色的油点，香气浓郁，味甘、辛、微苦。

2. 槟榔 类圆形薄片，切面可见棕色种皮与白色胚乳相间的大理石样花纹。气微，味涩、微苦。

3. 白芍 类圆形的薄片。表面淡棕红色或类白色，平滑。切面类白色或微带棕红色，形成层环明显，可见稍隆起的筋脉纹呈放射状排列。气微，味微苦、酸。

4. 川芎 不规则厚片，外表皮黄褐色，有皱缩纹。切面黄白色或灰黄色，具有明显波状环纹或多角形纹理，散生黄棕色油点。质坚实。气浓香，味苦、辛，微甜。

5. 丹参 类圆形或椭圆形的厚片。外表皮棕红色或暗棕红色，粗糙，具纵皱纹。切面有裂隙或略平整而致密，有的呈角质样，皮部棕红色，木部灰黄色或紫褐色，有黄白色放射状纹理。气微，味微苦涩。

6. 甘草 类圆形或椭圆形厚片，表面黄白色，中间有明显的棕色形成层环纹及射线，传统称为"菊花心"，纤维粉性；周边棕红色、棕色或灰棕色，粗糙，具纵皱纹，气微，味甜微苦。

7. 大黄 不规则厚片或块。黄棕色或黄褐色，中心有纹理，微显朱砂点，习称"锦纹"。质轻，气清香，味苦而微涩。

8. 黄芪 类圆形或椭圆形厚片。表面黄白色，外层有曲折裂隙，内层有棕色环纹及放射状纹理，中心深黄色，纤维性强，有粉性，周边黄色或浅棕色。气微，味微甜，嚼之有豆腥气味。

9. 白术 不规则厚片。表面灰黄色或灰棕色，切面黄白色至淡棕色，散生棕黄色的点状油室，木部具放射状纹理；烘干者切面角质样，色较深或有裂隙。气清香，味甘、微辛，嚼之略带黏性。

10. 党参 类圆形的厚片，外表皮灰黄色至黄棕色，切面皮部淡黄色至淡棕色，木部淡黄色，有裂隙或放射状纹理。有特殊香气，味微甜。

11. 麻黄 圆柱形短节段，表面黄绿色，粗糙，有细纵棱线，质轻，有韧性。断面中心显红黄色，粉性，气微香，味苦涩。

12. 荆芥 不规则的段；茎呈方柱形，表面淡黄绿色或淡紫红色，被短柔毛；切面类白色；叶多已脱落；穗状轮伞花序；气芳香，味微涩而辛凉。

13. 陈皮 不规则丝状或条状。外表面橙红色或红棕色，有细皱纹和凹下的点状油室，内表面浅黄白色，粗糙，附黄白色或黄棕色筋络状维管束。气香，味辛，苦。

14. 瓜蒌皮 丝状片。外表面橙黄色或红黄色，有光泽，内表面淡黄白色，质较软，味淡微酸。

15. 阿胶 呈黑褐色，具光泽，断面光亮，对光照视呈棕色，半透明，质硬脆，气微腥，味微甘。

七、注意事项

（1）在药材水选时，应严格掌握时间，对其有效成分易溶于水的药材，一般采用"抢水洗"法（快速洗涤药材，缩短药材与水接触时间），以免损失药效，并及时干燥，防止霉变，降低疗效。根据药材性质，水选可分为洗净、淘洗、浸漂三种方法。

（2）药材软化前，应大小分档。要以少泡多润、药透水尽为软化原则，防止药材"伤水"和成分流失。

（3）软化时注意药材体积、质地、季节等因素的影响：一般体积粗大、质地坚实的药材，冬春季节气温较低时，浸、润时间宜长些；体积细小、质轻者，夏秋季节气温较高时，浸、润时间宜短些。应勤检查、发现问题及时处理。

（4）机器切制应注意检查机器，严格操作程序操作；手工切制时，操作要规范，注意操作安全。

（5）人工干燥应控制好干燥温度和时间。一般饮片以不超过80℃为宜，含芳香挥发性成分的饮片以不超过50℃为宜。已干燥的饮片需放凉后再贮存。

八、思考题

（1）常用清除杂质的方法有哪些？
（2）切制前常用的软化处理方法及适宜加工的药材类型有哪些？
（3）中药材切制成饮片的目的是什么？
（4）中药饮片的切制方法及特点是什么？
（5）中药材浸泡对饮片切制的影响有哪些？

实验二　清炒法

一、实验目的

1. 掌握 炒黄、炒焦、炒炭的基本操作方法、注意事项及成品质量。
2. 了解 清炒法的目的和意义。

二、实验原理

1. 增强疗效 如酸枣仁、王不留行、焦麦芽等。
2. 降低毒性或副作用 如牵牛子、莱菔子等。

3. 缓和药性　如葶苈子、川楝子。

4. 增强或产生止血作用　如大蓟、荆芥。

5. 保存疗效,利于贮存　如槐米、芥子。

三、实验内容

1. 炒黄　酸枣仁、王不留行、芥子、苏子、莱菔子、牵牛子、苍耳子、白果仁。

2. 炒焦　山楂、槟榔、麦芽、栀子、神曲。

3. 炒炭　蒲黄、地榆、槐米、荆芥、乌梅。

四、实验器具和材料

1. 实验器具　炒锅、炒药铲、瓷盘或不锈钢盘、筛子、温度计、天平、喷壶等。

2. 实验材料　酸枣仁、王不留行、芥子、苏子、莱菔子、牵牛子、苍耳子、白果仁;山楂、槟榔、麦芽、栀子、神曲;蒲黄、地榆、槐米、荆芥、干姜、乌梅。

五、实验方法

(一) 炒黄

1. 炒酸枣仁　取净酸枣仁适量,置热锅内,用文火炒至鼓起微有爆裂声,颜色微变深,断面淡黄色,并逸出香气时,出锅放凉,即得。

2. 炒王不留行　取净王不留行适量,置热锅内,用中火加热,不断翻炒至大部分爆成白花,迅速出锅放凉,即得。

3. 炒芥子　取净芥子适量,置热锅内,用文火加热,炒至颜色加深,有爆鸣声,断面浅黄色,有香气逸出时即可,取出放凉,即得。

4. 炒苏子　取净苏子适量,置热锅内,用文火加热,炒至表面颜色加深,断面浅黄色,有香气逸出时即可,取出放凉,即得。

5. 炒莱菔子　取净莱菔子适量,置热锅内,用文火加热,炒至鼓起,爆鸣声减弱,手拈易碎,断面浅黄色,有香气逸出时即可,取出放凉,即得。

6. 炒牵牛子　取净牵牛子适量,用中火加热,炒至稍鼓起,爆裂声减弱时,取出,放凉,即得。

7. 炒苍耳子　取净苍耳子适量,用中火加热,炒至黄褐色时,取出,放凉,去刺,筛净,放凉,即得。

8. 炒白果仁　取净白果仁适量,用文火加热,炒至深黄色,并有香气逸出时,取出,放凉,即得。

(二) 炒焦

1. 焦山楂　取净山楂适量,置热锅内,用武火加热,不断翻炒至表面焦褐色,内部焦黄色,有焦香气溢出时,取出放凉。筛去碎屑,即得。

2. 焦槟榔　取净槟榔片适量,置热锅内,用中火加热,不断翻炒至焦黄色,具焦斑,取出放凉。筛去碎屑,即得。

3. 焦麦芽　取净麦芽适量,置热锅内,用中火加热,不断翻动,炒至表面焦褐色,鼓起,并有焦香气时,取出放凉。筛去碎屑,即得。

4. 焦栀子　取净栀子适量,碾碎,置热锅内,用中火炒至焦黄色,具焦香气,取出放凉。筛去灰屑,即得。

5. 焦神曲 取净神曲适量，置热锅内，用文火加热，不断翻动，炒至表面呈焦褐色，内部微黄色，有焦香气时，取出放凉。筛去碎屑，即得。

（三）炒炭

1. 蒲黄炭 取净蒲黄适量，置热锅内，用中火加热，不断翻炒至焦褐色，喷淋少量清水，灭尽火星，略炒干，取出，摊晾，干燥。即得。

2. 地榆炭 取净地榆片适量，置热锅内，用武火加热，不断翻炒至外表焦黑色，内部棕褐色，喷淋清水灭尽火星。略炒至干，取出放凉。筛去碎屑，即得。

3. 槐米炭 取净槐米适量，置热锅内，用中火加热，不断翻炒至黑褐色，发现火星时，可喷淋适量清水熄灭，炒干，取出放凉。筛去灰屑，即得。

4. 荆芥炭 取净荆芥段适量，置热锅内，用武火加热，不断翻炒至黑褐色，喷淋少许清水，灭尽火星，略炒干，取出，摊晾，干燥。筛去灰屑，即得。

5. 姜炭 取干姜块适量，置炒制容器内，用武火加热，炒至表面黑色，内部棕褐色，喷淋少许清水，灭尽火星，文火炒干，取出，放凉。筛去碎屑，即得。

6. 乌梅炭 取净乌梅或乌梅肉适量，置炒制容器内，用武火加热，不断翻动，至皮肉发泡，表面焦黑色，取出，放凉。筛去碎屑，称重。

六、实验结果

（一）炒黄

1. 炒酸枣仁 形如酸枣仁，表面微鼓起，微具焦斑。略有焦香气，味淡。

2. 炒王不留行 类球形爆花状。表面白色，质松脆。

3. 炒芥子 形如芥子，表面淡黄色至深黄色（炒白芥子）或深黄色至棕褐色（炒黄芥子），偶有焦斑。有香辣气。

4. 炒苏子 形如紫苏子，表面灰褐色，有细裂口，有焦香气。

5. 炒莱菔子 形如莱菔子，表面微鼓起，色泽加深，质酥脆，气微香。

6. 炒牵牛子 形如牵牛子，表面黑褐色或黄棕色，稍鼓起。微具香气。

7. 炒苍耳子 形如苍耳子，表面黄褐色，有刺痕。微有香气。

8. 炒白果仁 形如白果仁，表面黄色，有火色斑点，气香。

（二）炒焦

1. 焦山楂 表面焦褐色，内部黄褐色，有焦香气。

2. 焦槟榔 形如槟榔，表面焦黄色。

3. 焦麦芽 形如麦芽，表面焦褐色，有焦斑，有焦香气，味微苦。

4. 焦栀子 形如栀子碎块，表面焦褐色或焦黑色。味微酸而苦。

5. 焦神曲 表面焦黄色，内为微黄色，有焦香气。

（三）炒炭

1. 蒲黄炭 形如蒲黄，表面棕褐色或黑褐色；具焦香气，味微苦、涩。

2. 地榆炭 形如地榆片，表明焦黑色，内部棕褐色；具焦香气，味微苦涩。

3. 槐米炭 形如槐米，表面焦褐色，质轻，味涩。

4. 荆芥炭 表面黑褐色，内部焦褐色，略具焦香气，味苦而辛。

5. 姜炭 表面焦黑色，内部棕褐色，体轻，质松脆；味微苦，微辣。

6. 乌梅炭　皮肉鼓起，表面呈焦黑色，味酸略有苦味。

七、注意事项

（1）炒前药物应大小分档，分次炒制，避免炒制生熟不均。

（2）炒时应选择适当火力，并控制加热时间。炒黄一般用文火，炒焦一般用中火，炒炭一般用武火。

（3）操作时，先预热锅，勤翻动，避免生熟不匀的现象。

（4）炒黄的中药要防止焦化；炒焦的中药要防止炭化；炒炭的中药要防止灰化。

（5）炒炭需存性，火候适当，产生火星喷少量清水，质地坚实者宜用武火，质地疏松者可用中火。

（6）炒焦、炒炭要注意防火，需冷透后收贮。炭药宜用耐火容器盛装，防止复燃。

八、思考题

（1）炒黄、炒焦、炒炭三种炒制方法的异同点及注意事项有哪些？

（2）炒黄、炒焦、炒炭的火候判断标准是什么？

（3）火力与火候的含义与要点是什么？

（4）实验中各药物炮制作用有哪些？

实验三　加固体辅料炒

一、实验目的

1. 掌握　麸炒、米炒、砂炒、土炒、蛤粉炒、滑石粉炒的操作方法、注意事项及成品质量。

2. 了解　加固体辅料炒的目的和意义。

二、实验原理

1. 麸炒的作用　①增强疗效，如山药、白术；②缓和药性，如枳实、苍术；③矫臭矫味，如僵蚕。

2. 米炒的作用　①增强健脾止泻作用，如党参；②降低毒性和刺激性，如斑蝥、红娘子；③矫正不良气味，指示炮制程度，如斑蝥。

3. 土炒的作用　增强补脾止泻的作用，如山药、白术。

4. 砂炒的作用　①增强疗效，便于调剂和制剂，如狗脊、穿山甲、鳖甲；②降低毒性，如马钱子；③便于去毛，如骨碎补；④矫臭矫味，如鸡内金、脐带。

5. 蛤粉炒的作用　①使药物质地酥脆，便于制剂和调剂，如阿胶、鹿角胶；②降低药物的滋腻之性，矫正不良气味如阿胶、鹿角胶；③增强功效，如阿胶。

6. 滑石粉炒的作用　①使药物质地酥脆，便于粉碎和煎煮，如黄狗肾；②降低毒性及矫正不良气味。如水蛭、刺猬皮。

三、实验内容

1. 麸炒　白术、枳壳、苍术、僵蚕。

2. 米炒　斑蝥、党参。

3. 土炒 山药、白术。

4. 砂烫 马钱子、穿山甲、鸡内金、鳖甲。

5. 蛤粉烫 阿胶。

6. 滑石粉烫 刺猬皮、水蛭。

四、实验器具和材料

1. 实验器具 炒锅、炒药铲、瓷盘或不锈钢盘、筛子、温度计、天平等。

2. 实验材料 白术、枳壳、苍术、僵蚕；斑蝥、党参；山药；马钱子、穿山甲、鸡内金、鳖甲；阿胶；刺猬皮、水蛭；麦麸、大米、土粉、河砂、蛤粉、滑石粉。

五、实验方法

(一) 麸炒

1. 白术 先将麦麸撒于热锅内，用中火加热，至冒烟时，投入一定量的白术片，翻炒至表面深黄色，有香气逸出时，取出，筛去麸皮，放凉，即得。每100kg白术片，用麦麸10kg。

2. 枳壳 先将麦麸撒于热锅内，用中火加热，至冒烟时投入一定量的枳壳片，迅速翻动，炒至枳壳表面深黄色时，取出。筛去麸皮，放凉，即得。每100kg枳壳片，用麦麸10kg。

3. 苍术 先将麦麸撒于热锅内，用中火加热，至冒烟时，投入一定量的苍术片，翻炒至表面深黄色，取出。筛去麸皮，放凉，即得。每100kg苍术片，用麦麸10kg。

4. 僵蚕 先将麦麸撒于热锅内，用中火加热，至冒烟时，投入一定量的净僵蚕，翻炒至表面黄色，取出。筛去麸皮，放凉，即得。每100kg僵蚕，用麦麸10kg。

(二) 米炒

1. 斑蝥 取米置热锅内，用中火加热至冒烟，投入斑蝥，翻炒至米呈黄褐色，取出。筛去米粒，放凉。或取湿米置炒制容器内，使其均匀地平铺一层，用中火加热至米黏住锅底并起烟时，投入一定量的净斑蝥，在米上轻轻翻动，炒至斑蝥变挂火色、米的上层变黄褐色时，取出，筛去焦米，放凉。每100kg斑蝥，用大米20kg。

2. 党参 将大米置热锅内，用中火加热，至大米冒烟时，投入一定量的党参片，翻炒至大米呈焦褐色，党参呈老黄色时，取出。筛去米、放凉。每100kg党参片（段），用大米20kg。

(三) 土炒

山药 先将伏龙肝粉（或赤石脂粉）置热锅内，用中火加热，至土粉轻松灵活状态时，投入一定量的山药片，不断翻炒，至山药挂土色，表面显土黄色，并透出山药之固有香气时，取出。筛去土，放凉。每100kg山药，用土粉30kg。

(四) 砂烫

1. 马钱子 将净砂置热锅内，用武火加热，至滑利容易翻动时，投入一定量的马钱子，不断翻炒，至外表呈棕褐色或深褐色，内部红褐色、鼓起小泡时，取出。筛去砂，放凉。

2. 穿山甲 将净砂置热锅内，用武火加热，至滑利容易翻动时，倒入一定量的大小一致的穿山甲片，不断翻炒，至鼓起、表面呈金黄色、边缘向内卷曲时，取出。筛去砂子，及时倒入醋中，搅拌，稍浸，捞出，干燥。每100kg穿山甲，用米醋30kg。

3. 鸡内金 将净砂置热锅内，用中火加热，至滑利容易翻动时，倒入一定量的大小一致的鸡内金，不断翻炒，至鼓起、卷曲、表面金黄色时，立即取出。筛去砂，放凉。

4. 鳖甲 将净砂置热锅内，用武火加热，至滑利容易翻动时，倒入一定量的大小一致的鳖甲片，不断翻炒，至酥脆、表面呈深黄色，取出。筛去砂子，及时倒入醋中，搅拌，稍浸，捞出，干燥。每100kg鳖甲，用米醋20kg。

（五）蛤粉烫

阿胶 先将胶块烘软，切成小胶丁备用。取蛤粉置热锅内，用中火加热至灵活状态，放入一定量的阿胶丁，不断翻埋，烫至阿胶丁鼓起呈圆球形，内无"溏心"，颜色由乌黑转为深黄色，表面附着一层薄薄的蛤粉时，迅速取出。筛去蛤粉，放凉。每100kg阿胶，用蛤粉40kg。

（六）滑石粉烫

1. 刺猬皮 先将滑石粉置热锅内，用中火加热至灵活状态，投入一定量的净刺猬皮块，炒至焦黄色、鼓起、皮卷曲、刺尖秃时取出。筛去滑石粉，放凉。每100kg刺猬皮，用滑石粉40kg。

2. 水蛭 先将滑石粉置热锅，用中火加热至灵活状态，倒入一定量的净水蛭段，翻炒至微鼓起，呈黄棕色时取出。筛去滑石粉，放凉。每100kg水蛭，用滑石粉40kg。

六、实验结果

（一）麸炒

1. 麸炒白术 形如白术，表面黄棕色，偶见焦斑，略有焦香气。

2. 麸炒枳壳 形如枳壳片。表色较深，偶有焦斑。

3. 麸炒苍术 表面深黄色，散有多数棕褐色油室。有焦香气。

4. 麸炒僵蚕 表面黄色，偶有焦黄斑，腥气减弱。

（二）米炒

1. 米炒斑蝥 形同斑蝥，微挂火色，显光泽，臭味轻微。

2. 米炒党参 表面深黄色，偶有焦斑。

（三）土炒

土炒山药 本品表面轻挂薄土，呈土黄色，无焦黑斑和焦苦味。具土香气。

（四）砂烫

1. 制马钱子 本品表面呈深褐色或棕褐色，击之易碎，其内面鼓起小泡。具苦香味。

2. 醋穿山甲 本品膨胀鼓起，边缘向内卷曲，表面金黄色，质脆。略有醋气。

3. 砂炒鸡内金 本品膨胀鼓起，表面金黄色，质脆，具焦香气。

4. 醋鳖甲 本品深黄色，质酥脆，略具醋气。

（五）蛤粉烫

蛤粉炒 本品呈类圆球形，质松泡，外表灰白色或灰褐色，内部呈蜂窝状，气微香，味微甘。

（六）滑石粉烫

1. 滑石粉刺猬皮 质地发泡，鼓起，黄色，刺体膨胀，刺尖秃，易折断，边缘皮毛脱落，呈焦黄色，皮部边缘向内卷曲，微有腥臭气味。

2. 滑石粉水蛭 不规则扁块状或扁圆柱形，略鼓起，表面棕黄色至黑褐色，附有少量白色滑石粉。断面松泡，灰白色至焦黄色。气微腥。

七、注意事项

（1）麸炒、土炒、米炒、蛤粉炒、滑石粉炒一般用中火，砂炒一般用武火。操作时翻动要勤，成品出锅要快，并立即筛去辅料。有需醋浸淬的药物，应趁热浸淬、干燥。

（2）麸炒药物火力可稍大，麦麸要均匀撒布热锅中，待起烟投药。借麸皮之烟熏使药物变色，但火力过大，则麸皮迅速焦黑，达不到麸炒的目的。土炒、蛤粉炒、滑石粉炒、砂炒时，应先将辅料加热至灵活状态再投入药物翻炒。

（3）米炒火力不宜过大，温度过高使饮片烫焦，影响质量。

（4）阿胶丁一般边长为 8～10mm 左右为宜，大了不易透心，会成"溏心"，过小易被烫焦，二者均影响质量。

（5）炒过毒剧药物的辅料，不得再用于炒制其他药物，也不得乱倒。

（6）炮制斑蝥时，应注意劳动保护，操作人员应戴眼镜、口罩，以保护眼、鼻黏膜免受其损伤；工作完毕，用冷水清洗裸露部分，不宜用热水洗；炒制后的焦米要及时妥善处理，以免人畜误食，发生中毒。

八、思考题

（1）加固体辅料炒的炮制目的？

（2）加辅料炒温度对药物有何影响？

（3）砂烫与土炒的区别是什么？

（4）实验中各药物的炮制作用有哪些？

实验四 炙 法

一、实验目的

1. 掌握 酒炙、醋炙、盐炙、姜炙、蜜炙、油炙的操作方法、注意事项及成品质量。

2. 了解 酒炙、醋炙、盐炙、姜炙、蜜炙、油炙的目的和意义。

二、实验原理

1. 酒炙的作用 ①改变药性，引药上行，如大黄、黄连、黄柏等；②增强活血通络作用，如当归、川芎等；③矫臭矫味，如乌梢蛇、蕲蛇、紫河车等。

2. 醋炙的作用 ①引药入肝，增强疗效，如乳香、没药、三棱、莪术等；②降低毒性，缓和药性，如京大戟、甘遂、芫花、商陆等；③矫臭矫味，如乳香、没药等。

3. 盐炙的作用 ①引药下行，增强疗效，如杜仲、巴戟天、益智仁、韭菜子等；②增强滋阴降火作用，如知母、黄柏等；③缓和药物辛燥之性，如补骨脂、益智仁等。

4. 蜜炙的作用 ①增强润肺止咳的作用，如百部、冬花、紫菀；②增强补脾益气的作用，如黄芪、甘草、党参等；③缓和药性，如麻黄等。

5. 姜炙的作用 ①缓和药物寒性，增强和胃止呕作用，如黄连，竹茹；②降低副作用，增强疗效，如厚朴。

6. 油炙的作用 ①增强疗效，如淫羊藿；②利于粉碎，如质地坚实的三七、蛤蚧。

三、实验内容

1. 酒炙 当归、白芍、黄芩、续断、丹参、川芎。

2. 醋炙 香附、延胡索、乳香、柴胡。

3. 盐炙 杜仲、黄柏、车前子。

4. 姜炙 厚朴、竹茹。

5. 蜜炙 甘草、黄芪、百部、麻黄、百合。

6. 油炙 淫羊藿、蛤蚧。

四、实验器具和材料

1. 实验器具 炒锅、锅铲、煤气灶、搪瓷盘、电子秤、烧杯、量筒、玻璃棒等。

2. 实验材料 黄酒、米醋、食盐、生姜、蜂蜜、食用油；当归、白芍、丹参、黄芩、续断、川芎、香附、延胡索、乳香、柴胡、杜仲、黄柏、车前子、厚朴、竹茹、甘草、百合、百部、麻黄、黄芪、淫羊藿、蛤蚧。

五、实验方法

（一）酒炙法

1. 当归 取净当归饮片，加入定量黄酒拌匀，闷润至酒被吸尽，置热锅内，文火加热，炒至深黄色，取出，晾凉。每100kg当归片，用黄酒10kg。

2. 白芍 取净白芍饮片，加入定量黄酒拌匀，闷润至酒被吸尽，置热锅内，文火加热，炒至微黄色，取出，晾凉。每100kg白芍片，用黄酒10kg。

3. 黄芩 取净黄芩饮片，加入定量黄酒拌匀，闷润至酒被吸尽，置热锅内，文火加热，炒至深黄色，取出，晾凉。每100kg黄芩片，用黄酒10kg。

4. 续断 取净续断饮片，加入定量黄酒拌匀，闷润至酒被吸尽，置热锅内，文火加热，炒至微带黑色时，取出，晾凉。每100kg续断片，用黄酒10kg。

5. 丹参 取净丹参饮片，加入定量黄酒拌匀，闷润至酒被吸尽，置热锅内，文火加热，炒至黄褐色，取出，晾凉。每100kg丹参片，用黄酒10kg。

6. 川芎 取净川芎片，加入定量黄酒拌匀，闷润至酒被吸尽，置热锅内，文火加热，炒至表面带火色时，取出，晾凉。每100kg川芎片，用黄酒10kg。

（二）醋炙法

1. 香附 取净香附颗粒或片，加定量米醋拌匀，闷润至醋被吸尽，置热锅内，文火加热，炒至深黄色，取出，放凉。每100kg香附片，用米醋20kg。

2. 延胡索 取净延胡索片，加入定量米醋拌匀，闷润至醋被吸尽，置热锅内，文火加热，炒至深黄色，取出，放凉。每100kg延胡索片，用米醋20kg。

3. 乳香 取净乳香，置热锅内，文火加热，炒至冒烟，表面微熔，喷淋定量米醋，边喷边炒至表面显油亮光泽时，取出，摊开放凉。每100kg乳香，用米醋10kg。

4. 柴胡 取净柴胡片，加入定量米醋拌匀，闷润至醋被吸尽，置热锅内，文火加热，炒至色泽加深，取出，放凉。每100kg柴胡片，用米醋20kg。

（三）盐炙法

1. 杜仲 取杜仲丝或块，加盐水拌匀，闷透，置热锅内，用中火加热，炒至颜色加深、有焦斑、丝易断时，取出，晾凉。每100kg杜仲丝或块，用食盐2kg。

2. 黄柏 取黄柏丝或块，加盐水拌匀，闷透，置热锅内，用文火加热，炒至颜色变深、有焦斑时，取出，晾凉。每100kg 黄柏丝或块，用食盐2kg。

3. 车前子 取净车前子，置热锅内，用文火加热，炒至略有爆裂声、微鼓起时，喷淋盐水，炒干，取出，晾凉。每100kg 车前子，用食盐2kg。

（四）姜炙法

1. 厚朴 取厚朴丝，加姜汁拌匀，闷润至姜汁被吸尽，至热锅内，用文火加热，炒干，取出，晾凉。每100kg 厚朴丝，用生姜10kg。姜汁可用煎汁（煎两次）或捣汁的方法制备。

2. 竹茹 取竹茹段或团，加姜汁拌匀，闷润至姜汁被吸尽，置热锅内，用文火加热，炒至微黄色、略有焦斑时，取出，晾凉。每100kg 竹茹，用生姜10kg。姜汁可用煎汁（煎两次）或捣汁的方法制备。

（五）蜜炙法

1. 甘草 取炼蜜，加适量温开水稀释，淋入净甘草饮片中拌匀，闷润，置热锅内，用文火加热，炒至老黄色、不粘手时，取出，晾凉。每100kg 甘草片，用炼蜜25kg。

2. 黄芪 取炼蜜，加适量温开水稀释，淋入净黄芪饮片中拌匀，闷润，置热锅内，用文火加热，炒至深黄色、不粘手时，取出，晾凉。每100kg 黄芪片，用炼蜜25kg。

3. 百部 取炼蜜，加适量温开水稀释，淋入净百部饮片中拌匀，闷润，置热锅内，用文火加热，炒至不黏手时，取出，晾凉。每100kg 百部片，用炼蜜12.5kg。

4. 麻黄 取炼蜜，加适量温开水稀释，淋入净麻黄饮片中拌匀，闷润，置热锅内，用文火加热，炒至不粘手时，取出，晾凉。每100kg 麻黄，用炼蜜20kg。

5. 百合 取净百合，置热锅内，用文火加热，炒至颜色加深时，加入温开水稀释过的炼蜜，迅速翻炒均匀，炒至微黄色、不粘手时，取出，晾凉。每100kg 百合，用炼蜜5kg。

（六）油炙法

1. 淫羊藿 取羊脂油置锅内加热熔化，加入淫羊藿丝，用文火加热，炒至油脂吸尽，均匀有光泽时，取出，晾凉。每100kg 淫羊藿，用羊脂油（炼油）20kg。

2. 蛤蚧 取蛤蚧，涂以麻油，用无烟火烤至稍黄质脆，除去头爪及鳞片，切成小块。

六、实验结果

（一）酒炙

1. 当归 成品深黄色或浅棕黄色，略有焦斑。香气浓郁，并略有酒香气。

2. 白芍 成品表面微黄色或淡棕黄色，有的可见焦斑。微有酒香气。

3. 黄芩 成品形如黄芩片。略带焦斑，微有酒香气。

4. 续断 成品表面微黑色或灰褐色，略有酒香气。

5. 丹参 成品表面黄褐色，略有酒香气。

6. 川芎 成品表面色泽加深，偶见焦斑。

（二）醋炙

1. 香附 成品表面色泽较生品加深，略带焦斑，略有醋气。

2. 延胡索 成品表面呈深黄色，微具焦斑，略有醋气。

3. 乳香 成品表面深黄色，显油亮光泽，略有醋气。

4. 柴胡 成品表面色泽较生品加深，略有醋气。

（三）盐炙

1. 杜仲 成品表面色泽较生品加深，有焦斑，银白色橡胶丝减少，弹性减弱，略有咸味。

2. 黄柏　成品表面深黄色，略有焦斑，味微咸。

3. 车前子　成品色泽加深，形体略鼓起，微有咸味。

（四）姜炙

1. 厚朴　成品色泽加深，微带焦斑，稍具姜辣气味。

2. 竹茹　成品偶见黄色焦斑，微具姜辣气味。

（五）蜜炙

1. 甘草　成品呈老黄色，微有光泽，味甜，具焦香气。

2. 黄芪　成品表面呈深黄色，有光泽，味甜，具蜜香气。

3. 百部　成品表面呈深黄色或棕色，具黏性，偶有粘连块，味微甜。

4. 麻黄　成品表面呈深黄色，微显光泽，具蜜香气，味微甜。

5. 百合　成品表面黄色，偶见黄色焦斑，略带黏性，味甜。

（六）油炙

1. 淫羊藿　成品呈黄绿色，有油光泽，具羊脂油气味。

2. 酥蛤蚧　成品表面稍黄，质较脆，具香酥气。

七、注意事项

（1）采用先拌辅料后炒药的方法时，辅料要与药物拌匀，闷润至被吸尽或渗透到药物组织内部后再进行炒制。

（2）酒炙药物闷润时，容器要加盖密闭，以防酒迅速挥发。

（3）溶解食盐时，水的用量一般以食盐量的 4~5 倍为宜。

（4）制备姜汁时，水的用量一般以最后所得姜汁与生姜量为 1：1 为宜。

（5）蜜炙时间可稍长，尽量将水分除去，避免发霉；并注意放凉后密闭贮存。

（6）若液体辅料用量较少，不易与药物拌匀时，可先加适量开水稀释，以利拌匀润制药物。

（7）大部分药物应用文火炒制，勤加翻动，使药物受热均匀，炒至规定程度。

八、思考题

（1）各种炙法的异同点有哪些？

（2）实验中各药物炮制的作用有哪些？

（3）乳香等药物为何采用先炒药后加辅料的方法炮炙？

（4）蜜炙、姜炙、盐炙、羊油脂炙法所用辅料如何制备？

实验五　煅　法

一、实验目的

1. 掌握　明煅法、煅淬法、闷煅法的操作方法、注意事项及成品质量。

2. 了解　明煅法、煅淬法、闷煅法的目的和意义。

二、实验原理

1. 明煅法的作用　①使药物质地酥脆，易于粉碎和煎出有效成分，如牡蛎、石决明等；②除去结晶水，增强收敛作用，如白矾、石膏、硼砂等；③缓和药性，如寒水石、石决明等。

2. 煅淬法的作用 ①使药物质地酥脆，易于粉碎，利于有效成分煎出，如代赭石、磁石；②改变药性，增强疗效，如炉甘石；③清除杂质，洁净药物。

3. 闷煅法的作用 ①改变药物性能，产生新的疗效，如血余炭和棕榈炭；②增强或产生止血作用，如荷叶、丝瓜络等；③降低毒性和刺激性，如干漆。

三、实验内容

1. 明煅 明矾、石膏、龙骨。

2. 煅淬 炉甘石、自然铜、磁石。

3. 闷煅 棕榈、血余、灯心草。

四、实验器具和材料

1. 实验器具 马弗炉、煅药炉、煅药锅、坩埚、坩埚钳、烧杯、量筒、电炉、乳钵、蒸发皿、搪瓷盘、台秤等。

2. 实验材料 米醋、水；明矾、石膏、龙骨、炉甘石、自然铜、磁石、棕榈、血余、灯心草。

五、实验方法

（一）明煅法

1. 明矾 取净明矾，敲成小块，称重，置耐火容器内，用武火加热至熔化，继续煅至无气体放出，呈白色蜂窝状时，取出，放凉，即得。

2. 石膏 去净石膏块，称重，置耐火容器内火直接置火源上，用武火加热，煅至红透，取出，放凉，碾细，即得。

3. 龙骨 取净龙骨，敲成小块，称重，置耐火容器内，用武火加热，煅至红透，取出，放凉，即得。

（二）煅淬法

1. 炉甘石 取净炉甘石，置耐火容器内，用武火加热，煅至红透，取出，立即倒入水中浸淬，搅拌，倾取混悬液，残渣反复煅淬 2 ~ 3 次。合并混悬液，静置，倾去上层清水，取下层沉淀干燥，研细。

2. 自然铜 取净自然铜，置耐火容器内，用武火加热，煅至红透，取出，立即倒入醋液中浸淬，如此反复煅淬数次，至黑褐色，表面光泽消失并酥松，取出，放凉。每100kg自然铜，用米醋30kg。

3. 磁石 取净磁石，砸成小块，置耐火容器内，用武火加热，煅至红透，取出，立即倒入醋液内淬制，反复煅淬至酥脆，取出，干燥，碾碎。每100kg磁石，用米醋30kg。

（三）闷煅法

1. 棕榈炭 取净棕榈段或棕板块，置适宜容器内，上扣一较小容器，两容器结合处用盐泥封固，上压重物，并贴一块白纸条或放大米数粒，先用文火后用武火煅至白纸或大米呈深黄色时，停火，待凉后，开锅取出中药。

2. 血余炭 取头发除去杂质，反复用稀碱水洗去油垢，清水漂净，晒干，置适宜容器内，上扣一较小容器，两容器结合处用盐泥封固，上压重物，并贴一块白纸条或放大米数粒，用武火加热至白纸或大米呈深黄色时，停火，待凉后，开锅取出中药。

3. 灯心草炭 取净灯心草，扎成小把，置适宜容器内，上扣一较小容器，两容器结合处用盐泥封固，上压重物，并贴一块白纸条或大米数粒，用武火煅至白纸条或大米呈深黄色时，停火，待凉后，开锅取出中药。

六、实验结果

（一）明煅法

1. 枯矾 成品呈蜂窝状的碎块或疏松的细粉，白色，质轻松，气微，味酸，极涩。

2. 煅石膏 成品为粉末状。白色，不透明。体较轻，质软。气微，味淡。

3. 煅龙骨 成品呈灰白色或灰褐色，质轻，酥脆易碎，表面显粉性，吸湿力强。

（二）煅淬法

1. 煅炉甘石 成品呈粉末状，白色或灰白色，质轻松细腻，无臭，味微苦。

2. 煅自然铜 成品呈粉末状，黑褐色，光泽消失，质酥脆，略有醋气。

3. 煅磁石 成品呈粉末状，表面黑色，质硬而酥，无磁气，有醋气。

（三）闷煅法

1. 棕榈炭 成品形如棕榈，中间较厚，两侧较薄，表面呈灰褐色或黑褐色，微显光亮，内部呈棕褐色或黑褐色，质轻脆，易折断，味微苦涩。

2. 血余炭 成品呈不规则的小块，乌黑光亮，呈蜂窝状，研之清脆有声。体轻，质脆。用火烧之有焦发气，味苦。

3. 煅灯心草 成品表面呈黑色，质轻松，易碎，气微，味微涩。

七、注意事项

（1）煅明矾要用武火；一次煅透，中途不得停止加热；不得搅拌。

（2）自然铜煅制过程中，会产生硫的升华物或有毒的二氧化硫气体，故应在通风处操作。

（3）闷煅时，药料不宜放得过多过紧，以容器的 2/3 为宜；应随时用湿泥封堵两容器结合处的盐泥裂缝；煅透后应放冷才能打开。

八、思考题

（1）明煅、煅淬、暗煅法的特点是什么？分别适宜哪类药物？

（2）实验中各药的炮制目的是什么？

（3）煅明矾为何不宜搅拌、中途不得停火？

实验六 蒸煮燀法

一、实验目的

1. 掌握 蒸、煮、燀的基本操作、注意事项及成品质量。

2. 了解 蒸、煮、燀的炮制目的和意义及辅料对药物作用的影响。

二、实验原理

1. 蒸法的作用 ①改变药物性能，扩大用药范围，如地黄等；②减少副作用，如大黄、黄精等；

③保存药效，利于贮存，如桑螵蛸、黄芩等；④便于软化切片，如木瓜、天麻等。

2. 煮法的作用 ①使药物软化，便于切片，如水煮黄芩；②消除或降低药物的毒副作用，如豆腐煮藤黄、甘草水煮远志等；③缓和药性，如甘草水煮远志；④增强疗效，如醋煮延胡索等。

三、实验内容

1. 蒸制 地黄、女贞子。

2. 煮制 草乌、远志。

3. 燀制 苦杏仁、白扁豆。

四、实验器具和材料

1. 实验器具 炒锅、锅铲、蒸锅、蒸笼、电子秤、烧杯、搪瓷盘等。

2. 实验材料 黄酒，甘草汁；地黄、女贞子、草乌、远志、苦杏仁、白扁豆。

五、实验方法

（一）蒸制

1. 地黄 取净生地黄，加入黄酒拌匀，隔水蒸至酒被吸尽（或加压蒸制），显乌黑色光泽，味转甜，取出，晒至外皮黏液稍干，切厚片，干燥。每100kg生地黄，用黄酒30~50kg。

2. 女贞子 取净女贞子，用适量黄酒拌匀，稍闷后置适宜密闭蒸制容器内隔水炖，或直接通入蒸汽蒸至酒被完全吸尽，色泽黑润时，取出，干燥。

（二）煮制

1. 草乌 取净草乌，大小分档，用水浸泡至内无干心后，加水煮沸，保持微沸一定时间，选取个大的，切开无白心，口尝微有麻舌感，取出晾至六成干，切薄片，干燥。

2. 甘草汁煮远志 先将甘草片置锅内加适量水煎煮两次，过滤，合并滤液，弃去残渣，再将甘草汁浓缩至相当于甘草10倍量时，将净远志投入锅内，加热煮沸，保持微沸，并勤翻动，至甘草汁被吸尽，略干，取出干燥。每100kg远志，用甘草6kg。

（三）燀制

1. 苦杏仁 取净苦杏仁投入沸水中燀约10min，燀至表皮微胀，易于挤脱时，取出置冷水中浸泡，取出搓开种皮和种仁，干燥后筛去种皮。

2. 白扁豆 取净白扁豆投入沸水中燀约5min，燀至表皮微胀，易于挤脱，取出置冷水中浸泡，取出搓开种皮和种仁，干燥后分别入药。

六、实验结果

（一）蒸法

1. 熟地黄 成品呈不规则团块状，表面乌黑色，有光泽，黏性大。质柔软而带韧性，不易折断，断面乌黑色，有光泽，气微或微有酒香气，味甜。

2. 女贞子 成品表面黑褐色，附有白色粉霜，微有酒气。

（二）煮法

1. 草乌 本品呈不规则类圆形或近三角形片，表面黑褐色，质脆，气微，味微辛辣，稍有麻舌感。

2. 甘草汁煮远志 成品呈黄色，味略甜，嚼之无刺喉感。

（三）燀法

1. 燀苦杏仁　成品表面白色，无种皮或分离成单瓣，表面乳白色，有特殊的香气，味苦。

2. 燀白扁豆　成品呈不规则的卷曲状种皮，乳白色，质脆易碎。

七、注意事项

（1）酒炖所用容器应密闭，以防黄酒挥发。

（2）煮时文火保持微沸，并勤翻动。辅料具挥发性的，宜加盖煮制。

（3）燀时水量宜大，待水沸后投入净药，时间不宜过长，制后及时干燥。

（4）在乌头煮制过程中应注意随时补充水以保证水量充足。

八、思考题

（1）实验中各药炮制的目的及注意事项是什么？

（2）煮法炮制药物时，煮沸后为何需改用微火？

（3）燀苦杏仁时为何加水量为需为药物的 10 倍量？

实验七　复制法

一、实验目的

1. 掌握　复制法的操作方法、注意事项及成品质量。

2. 了解　复制法的目的和意义。

二、实验原理

1. 降低或消除药物毒性　如半夏用白矾、生姜制等。

2. 改变药性　如天南星胆汁制，其性味由辛温转苦凉，功能也发生变化。

3. 增强疗效　如白附子生姜、白矾制，增强了祛风逐痰的功效。

4. 矫臭矫味　如紫河车酒制可除去腥臭味，便于服用。

三、实验内容

姜半夏、法半夏、制天南星、制白附子的炮制。

四、实验器具和材料

1. 实验器具　不锈钢锅、锅铲、煤气灶、搪瓷盘、台秤、烧杯、石棉网、切药刀、砧板、烘箱等。

2. 实验材料　半夏、半夏、天南星、白附子；生姜、白矾、甘草、生石灰。

五、实验方法

1. 姜半夏　取净半夏，大小分开，用水浸泡至内无干心，另取生姜切片煎汤，加白矾与半夏共煮至透心，取出，晾至半干，切薄片，干燥。每 100kg 半夏，用生姜 25kg、白矾 12.5kg。

2. 法半夏　取净半夏，大小分开，用水浸透至内无干心，取出；另取甘草适量，加水煎煮二次，合并煎液，倒入用适量生石灰配制的石灰液（生石灰饱和水溶液的上清液）中，搅匀，加入上述已浸透的半夏，浸泡，每日搅拌 1~2 次，并保持浸液 pH 值 12 以上，至剖面黄色均匀，口尝微有麻舌感时，取出，洗净，干燥。每 100kg 生半夏，用甘草 15kg，生石灰 10kg。

3. 制天南星 取生天南星，加清水浸泡，每日换上 2~3 次，如水面起白沫，换水后加白矾（每 100kg 生天南星，加白矾 2kg），泡一日后，再换水浸泡至口尝微有麻舌感时取出。另取白矾、生姜片置锅内加适量水煮沸后，与天南星共煮至无干心时取出，除去姜片，晾至四至六成干，切薄片，干燥。每 100kg 生天南星，用生姜、白矾各 12.5kg。

4. 制白附子 取生白附子，用水浸泡，每日换上 2~3 次，数日后如起泡沫，换水后加白矾（每 100kg 生白附子，加白矾 2kg），泡一日后再换水，至口尝微有麻舌感为度，取出。另取白矾及生姜片加适量水，煮沸后，与白附子煮至内无干心为度，捞出，除去生姜片，晾至 6~7 成干，切厚片，干燥。每 100kg 白附子，用生姜、白矾各 12.5kg。

六、实验结果

1. 姜半夏 为淡黄棕色片状，质硬脆，具角质样光泽。气微香，味辛辣，微有麻舌感，嚼之有粘牙感。

2. 法半夏 为黄色或淡黄色类球形或较为均匀的颗粒，质较松脆。气微，味淡略甘，微有麻舌感。

3. 制天南星 为黄白色或淡棕色薄片，半透明，质脆易碎。气微，味涩，微麻。

4. 制白附子 为黄白色至淡棕色片，呈半透明状，周边淡棕色，气微，味微涩，无麻舌感或微有麻舌感。

七、注意事项

（1）药物浸泡时如起泡沫，加白矾防腐。

（2）药物应大小分档处理，以免炮制程度难以控制，影响炮制效果。

（3）本实验炮制的中药均有毒，在炮制时应避免与皮肤直接接触。

八、思考题

（1）半夏饮片规格及其炮制作用是什么？

（2）半夏、天南星、白附子为何均采用白矾和生姜进行炮制？

实验八　发酵法、发芽法

一、实验目的

1. 掌握 发酵法、发芽法的操作方法。

2. 了解 发酵法、发芽法的目的意义、影响因素及成品质量。

二、实验原理

（1）发酵过程主要是利用微生物自身产生的酶系对药物的营养成分进行利用和代谢形成各种代谢产物，从而使药物可以产生新的功效。

发酵的作用：①改变原有的性能，产生新的治疗作用，扩大药用品种，如淡豆豉、六神曲等；②增强疗效，药物在发酵过程中，大分子物质经微生物代谢后产生大量的小分子成分，更易被人体吸收利用，达到增强疗效和扩大用药范围的目的。

（2）通过发芽，淀粉被分解为糊精、葡萄糖和单糖，蛋白质被降解成为氨基酸，脂肪被分解成为甘油和脂肪酸，并产生各种消化酶类、维生素等，使药效物质基础发生改变，改变药物的原有性能，使其具有新的功效，扩大用药品种。

三、实验内容

1. 发酵法 六神曲、淡豆豉。

2. 发芽法 麦芽、大豆黄卷。

四、实验器具和材料

1. 实验器具 蒸锅、漏水容器、发酵模具、烘箱等。

2. 实验材料 苦杏仁、赤小豆、鲜青蒿、鲜苍耳草、鲜辣蓼、面粉（或麦麸）、黑大豆、新鲜大麦、鲜苘麻叶或粗纸、桑叶。

五、实验方法

（一）发酵法

1. 六神曲 取苦杏仁、赤小豆粉碎，与面粉混合匀，加入鲜青蒿、鲜苍耳草、鲜辣蓼药汁（煎汁），揉搓成"捏之成团，掷之即散"的粗颗粒软材，置模具中压制成扁平块（33cm×20cm×6.6cm），用鲜苘麻叶或粗纸包严，按品字型堆放，上面覆盖鲜青蒿或湿麻袋等物。置温度为30～37℃，湿度为70%～80%的条件下，经4～6天即能发酵。待药面生出黄白色霉衣时取出，除去包裹物，切成2.5cm见方的小块，干燥。每100kg面粉（或面粉40kg加麦麸60kg），用苦杏仁、赤小豆各4kg，鲜青蒿、鲜苍耳草、鲜辣蓼各7kg（干者用1/3），鲜青蒿、鲜苍耳草、鲜辣蓼药汁为鲜草榨汁合并其药渣煎煮液制备而成。

2. 淡豆豉 取黑大豆洗净。另取桑叶、青蒿加水煎汤，将煎汁拌入净黑大豆中，待汤液被吸净后，置蒸制容器内蒸透，取出，稍凉，置容器内，用煎过汁的桑叶、青蒿渣覆盖，闷至发酵、长满黄衣时取出，去除桑叶、青蒿渣，加适量水搅拌，洗净捞出，置容器内，再闷15～20天，至充分发酵，有香气逸出时，取出，略蒸，干燥即得。每100kg黑大豆，用桑叶、青蒿各7～10kg。

（二）发芽法

1. 麦芽 取新鲜饱满的净大麦，用清水浸泡6～7成透，捞出，置能排水的容器内，用湿布覆盖，每天淋水2～3次，待芽长0.5cm时，取出，干燥。发芽率不得少于85%。

2. 大豆黄卷 取新鲜净大麦，用清水浸泡至表面起皱，捞出，置能排水的容器内，用湿布覆盖，每天淋水2～3次，待芽长0.5cm时，取出，干燥。

六、实验结果

（一）发酵法

1. 六神曲 为立方形小块，表面灰黄色，粗糙，内有斑点，质地较硬。有发酵香气，无霉气。

2. 淡豆豉 为椭圆形，表面黑色，皱缩不平，质柔软，断面棕黑色。气香，味微甘。

（二）发芽法

1. 麦芽 呈梭形，表面淡黄色，一端有幼芽，皱缩或脱落，下端有须根数条，纤细而弯曲。质硬，断面白色，粉性。气微，味微甘。

2. 大豆黄卷 呈肾形，表面黄色或黄棕色，微皱缩，芽黄色而卷曲，外皮质脆易裂开。气微，味淡，嚼之有豆腥味。

七、注意事项

（1）发酵法、发芽法均须控制温度和湿度。一般发酵时空气的相对湿度应控制在 70% ~ 80%；发酵的最佳温度为 30 ~ 37℃。发芽法一般以 18 ~ 25℃ 为宜。

（2）原料在发酵前应进行杀菌、杀虫的处理，以免杂菌影响发酵质量。

（3）发酵过程必须一次完成，不能中断，或中途停顿。

（4）发酵品要芳香无霉味、酸败味。曲块表面霉衣黄白色，内部有斑点为佳；黑色质差。

（5）发芽前应测定发芽率，不得少于 85%。

（6）发芽时应该避光，勤加检查、淋水，保持相应的湿度，防止发热霉烂。

八、思考题

（1）发酵法、发芽法的原理是什么？

（2）发酵法、发芽法的适宜温湿度条件是什么？

（3）发酵法、发芽法制备药物的目的是什么？

实验九　其他制法

一、实验目的

1. 掌握 煨、提净、水飞、制霜、干馏法的操作方法、注意事项及成品质量。

2. 了解 煨、提净、水飞、制霜、干馏法的目的和意义。

二、实验原理

1. 煨法 是将净制或切制后的药物用湿面或湿纸包裹，置于加热的滑石粉或热砂中，或将药物直接置于加热的麦麸中，或将药物铺摊吸油纸上，层层隔纸加热，以除去部分油质的方法。

2. 提净法 主要针对某些矿物药，特别是一些可溶性无机盐类药物，经过溶解，过滤，除净杂质后，再进行重结晶，以进一步纯净药物的方法。

3. 水飞法 主要针对某些不溶于水的矿物药，利用粗细粉末在水中悬浮性不同，将不溶于水的矿物、贝壳类药物经反复研磨，而分离制备极细腻粉末的方法。

4. 制霜法 是药物经过加工处理，成为松散粉末或细小结晶，或煎熬成粉渣的方法。制霜法根据操作方法不同，可分为去油制霜、渗析制霜、升华制霜、煎煮制霜等。

5. 干馏法 是将药物置于容器内，以火烤灼，使产生汁液的方法。制备有别于原药材的干馏物，以适合临床需要。

三、实验内容

1. 煨法 肉豆蔻、木香。

2. 提净法 芒硝。

3. 水飞法 朱砂、滑石粉。

4. 制霜法 巴豆霜、西瓜霜。

5. 干馏法 蛋黄油。

四、实验器具和材料

1. 实验器具 烘箱、炒锅、锅铲、煤气灶、搪瓷盘、台秤、铁丝匾、烧杯、石棉网、量筒、漏斗、滤纸、乳钵、筛子、草纸、压榨器、瓦罐、毛刷、砧板等。

2. 实验材料 肉豆蔻、木香、朴硝、朱砂、滑石粉、巴豆、西瓜、鸡蛋；麦麸、面粉、滑石粉、萝卜、皮硝。

五、实验方法

（一）煨法

1. 肉豆蔻

（1）麦麸煨 将麦麸和净肉豆蔻同置预热的炒制容器内，用文火加热并适当翻动，至麦麸呈焦黄色，药物颜色加深时取出，筛去麦麸，放凉，即得。每100kg 药物，用麦麸40kg。

（2）面裹煨 取面粉，加适量水拌匀，制成均匀适宜的团块，再压成薄片，将净肉豆蔻逐个包裹或用清水将肉豆蔻表面湿润后，如水泛丸法裹面粉3～4层，倒入已炒热的滑石粉中，适当翻动，至面皮呈焦黄色时取出，筛去滑石粉，剥去面皮，放凉。每100kg 肉豆蔻，用滑石粉50kg。

2. 木香 取未干燥的木香片，在铁丝匾中，用一层草纸，一层木香片，间隔平铺数层，置炉火旁或烘干室内，烘煨至木香所含挥发油渗透到纸上，取出木香，放凉，备用。

（二）提净法

芒硝 取适量鲜萝卜，洗净，切成片，置煮制容器内，加适量水煮透，捞出萝卜，再投入适量天然芒硝（朴硝）共煮，至全部溶化，取出过滤或澄清以后取上清液，放冷。待结晶大部析出，取出置避风处适当干燥即得。其结晶母液经浓缩后可继续析出结晶，直至不再析出结晶为止。每100kg 朴硝，用萝卜20kg。

（三）水飞法

1. 朱砂粉 取原药材，用磁铁吸尽铁屑，置乳钵内，加适量清水研磨成糊状，然后加多量清水搅拌，倾取混悬液。下沉的粗粉再如上法，反复操作多次，直至手捻细腻，无亮星为止，弃去杂质，合并混悬液，静置后倾去上面的清水，取沉淀晾干或40℃以下干燥，再研细即可。或取朱砂用磁铁吸除铁屑，球磨水飞成细粉，40℃以下干燥。

2. 滑石粉 取净滑石，砸碎，碾成细粉。或取滑石粗粉，加水少量，碾磨至细，再加适量清水搅拌，倾出上层混悬液，下沉部分再按上法反复操作数次，合并混悬液，静置沉淀，倾去上清液，将沉淀物干燥后再研细粉。

（四）制霜法

1. 巴豆霜 取净巴豆仁，碾如泥状，里层用纸，外层用布包严，蒸热，压榨去油，如此反复数次，至药物松散成粉，不再粘结成饼为度。或取净巴豆仁碾细，测定脂肪油含量，加适量的淀粉稀释，使脂肪油含量符合规定，混匀，即得。

2. 西瓜霜 取新鲜西瓜，沿蒂头切一厚片作顶盖，挖出部分瓜瓤，将皮硝填入瓜内，盖上顶盖，用竹签扦牢，用碗或碟托住，盖好，悬挂于阴凉通风处，待西瓜表面析出白霜时，随时刮下，直至无白霜析出，晾干。或取新鲜西瓜切碎，放入不带釉的瓦罐内，一层西瓜一层皮硝，将口封严，悬挂于阴凉通风处，数日后即自瓦罐外面析出白色结晶物，随析随收集，至无结晶析出为止。每 100kg 西瓜，用皮硝 15kg。

（五）干馏法

蛋黄油 鸡蛋煮熟后，剥取蛋黄置适当容器内，以文火加热，除尽水分后用武火炒熬，至蛋黄油出尽为止，滤尽蛋黄油装瓶备用。

六、实验结果

（一）煨法

1. 煨肉豆蔻 成品表面棕黄色或淡棕色，稍显油性。香气更浓烈，味辛辣。

2. 煨木香 形如木香片，棕黄色，气微香。

（二）提净法

芒硝 芒硝为棱柱状、长方形或不规则块状及粒状。无色透明或类白色半透明。质脆，易碎，断面显玻璃样光泽。气微，味咸。

（三）水飞法

1. 朱砂粉 为朱红色极细粉末，体轻，以手指撮之无粒状物，以磁铁吸之，无铁末。气微，无味。

2. 滑石粉 为白色或类白色、微细、无砂性的粉末，质细腻，手捻有滑润感。气微，无味。

（四）制霜法

1. 巴豆霜 为疏松的淡黄色粉末，微显油性，味辛辣。

2. 西瓜霜 为类白色至黄白色的结晶性粉末，气微，味咸，有清凉感。

（五）干馏法

蛋黄油 为棕褐色或深黄棕色油状液体，具青黄色荧光。

七、注意事项

（1）煨制时火力不宜过强，一般以文火缓缓加热，并适当翻动。

（2）提净法制备芒硝时加水量要适宜，以免影响结晶。

（3）水飞研磨过程中，水量宜少。搅拌混悬时加水量宜大，以除去有毒物质或杂质。

（4）朱砂干燥时，温度不宜过高，以晾干为宜。

（5）生巴豆有剧毒，在制霜过程中需要做好防护，戴手套及口罩，用过的布或纸立即烧毁，以免误用。

（6）西瓜霜的制作宜在秋凉季节进行，容易析出结晶。

（7）干馏蛋黄油时，先文火使水分蒸发，后武火加热出油。

八、思考题

（1）煅法与固体辅料炒的异同点？

（2）芒硝提净过程中所用萝卜的作用是什么？

（3）朱砂、滑石粉水飞的主要目的是什么？

（4）巴豆制霜时应注意的问题有哪些？

（5）传统制备西瓜霜的方法的优缺点有哪些？

（6）干馏法的炮制目的有哪些？

第三章　中药炮制综合性实验

实验一　净制对牡丹皮有效成分含量的影响实验

一、实验目的

1. 掌握　中药材净制方法及操作要点。

2. 通过对牡丹皮不同部位成分含量测定结果，说明净制对中药成分的影响。

二、实验原理

（1）中药材源于天然动、植物不同部位，同时中药材在采集、贮存和运输过程中，常混有杂质。去除杂质和非药用部位，可以提高有效成分相对含量，保证用药卫生及剂量的准确。

（2）按照《中国药典》（2015 年版）"牡丹皮"项下含量测定方法，采用 HPLC 对牡丹皮主要有效成分丹皮酚进行含量测定。

三、实验内容

（1）牡丹皮原药材的净制。

（2）牡丹皮不同样品中丹皮酚的含量测定。

四、实验器具和材料

1. 实验器具　高效液相色谱仪、超声波提取仪、粉碎机；切药刀、搪瓷盘等。

2. 实验材料　牡丹皮、丹皮酚对照品；甲醇等。

五、实验方法

1. 牡丹皮原药材的净制　取牡丹皮原药材，除去细根和泥沙，刮去粗皮，除去木心，干燥。

2. 牡丹皮不同样品中丹皮酚的含量测定

（1）色谱条件与系统适用性试验　以十八烷基硅烷键合硅胶为填充剂，以甲醇 – 水（45∶55）为流动相，检测波长为 274nm。理论塔板数按丹皮酚峰计算不应低于 5000。

（2）对照品溶液的制备　取丹皮酚对照品适量，精密称定，加甲醇制成每 1ml 含 20μg 的溶液，即得。

（3）供试品溶液的制备　取牡丹皮原药材与净制牡丹皮粗粉各 0.5g，精密称定，置具塞锥形瓶中，精密加入甲醇 50ml，密塞，称定重量。超声 30min，放冷，再次称定重量，用甲醇补足减失的重量，摇匀，过滤，精密量取续滤液 1ml，置 10ml 容量瓶中，加甲醇稀释至刻度，摇匀，即得。

（4）测定法　分别精密吸取对照品溶液与供试品溶液各 10μl，注入液相色谱仪，测定，即得。按干燥品计，分别计算出牡丹皮原药材与净制牡丹皮中丹皮酚的百分含量。

六、实验结果

表 3 - 1　净制对牡丹皮中丹皮酚含量的影响

样品组	样品取样量（g）	丹皮酚含量（%）
牡丹皮原药材		
净制牡丹皮		

七、注意事项

（1）牡丹皮药材刮去粗皮时，不宜用铁质器具加工。
（2）测定丹皮酚含量时，要保持不同样品的操作条件一致。

八、思考题

（1）中药材净选加工的目的是什么？
（2）牡丹皮净制后丹皮酚含量变化的原因是什么？

实验二　切制对甘草中成分含量的影响实验

一、实验目的

1. 掌握　中药材软化切制方法及操作要点。
2. 通过对甘草不同软化方法切制品中甘草酸和甘草苷含量比较，说明甘草洗润软化的意义。

二、实验原理

（1）中药材干燥状态细胞皱缩，需软化后才能切制成各种规格的饮片。药材用水清洗浸润，表面先湿润，从而在药材表面与中心之间形成湿度差，水分逐渐向中心部位渗透直至药材被软化。药材软化的过程除了与其体形大小有关外，还与药材的组织结构、水温等有关。

（2）甘草酸和甘草苷为甘草的主要有效成分。切制过程中不同的软化方法对甘草中甘草酸和甘草苷含量有较大的影响，软化时加水量过多会导致有效成分流失。本实验分别采用洗润法［《中国药典》2015 年版］和泡法软化甘草，再经切片、干燥，制得供试品。用 70% 乙醇超声提取供试品中甘草酸和甘草苷，用 HPLC 同时测定甘草酸和甘草苷的含量。

三、实验内容

（1）甘草的软化切制。
（2）甘草不同饮片中甘草酸和甘草苷的含量测定。

四、实验器具和材料

1. 实验器具　高效液相色谱仪、超声波清洗器、电子天平、切药机、烘箱；盆、竹匾、砂布、切药刀、搪瓷盘；容量瓶、移液管、锥形瓶、漏斗、微孔滤膜（0.45μm）等。

2. 实验材料 甘草、甘草苷对照品、甘草酸铵对照品、乙醇、磷酸、色谱乙腈、纯净水等。

五、实验方法

1. 甘草的软化切制

（1）洗润法软化 取甘草药材，除去杂质，用水快速洗净，及时取出，置适宜容器内，以湿物覆盖，保持湿润状态，至药材内外湿度一致时，取出，切厚片（厚度为2~4mm），干燥。

（2）泡法软化 取甘草药材，除去杂质，洗净，置适宜容器内，加入清水至淹没药材，上压重物，浸泡至内外湿度一致时，取出，切厚片（厚度为2~4mm），干燥。

2. 甘草不同饮片中甘草酸和甘草苷的含量测定

（1）色谱条件与系统适用性试验 以十八烷基硅烷键合硅胶为填充剂；以乙腈为流动相A，以含0.05%磷酸溶液为流动相B，梯度洗脱，洗脱程序见表3-2；检测波长为237nm。理论板数按甘草苷峰计算应不低于5000。

表3-2 梯度洗脱程序

时间（min）	流动相A（%）	流动相B（%）
0~8	19	81
8~35	19→50	81→50
35~36	50→100	50→0
36~40	100→19	0→81

（2）对照品溶液的制备 取甘草苷对照品、甘草酸铵对照品适量，精密称定，加70%乙醇分别制成每1ml含甘草苷20μg、甘草酸铵0.2mg的溶液，即得（甘草酸重量=甘草酸铵重量/1.0207）。

（3）供试品溶液的制备 取不同软化方法制备的甘草片粉末（过三号筛）各约0.2g，精密称定，置具塞锥形瓶中，精密加入70%乙醇100ml，密塞，称定重量，超声处理30min，放冷，再称定重量，用70%乙醇补足减失的重量，摇匀，滤过，取续滤液，即得。

（4）测定法 分别精密吸取对照品溶液与供试品溶液各10μl，注入液相色谱仪，测定，即得。按干燥品计，分别计算不同软化法制备的甘草饮片中甘草苷和甘草酸的百分含量。

六、实验结果

表3-3 不同软化法对甘草饮片中甘草苷和甘草酸含量的影响

样品组	样品取样量（g）	甘草苷含量（%）	甘草酸含量（%）
洗润法			
泡法			

七、注意事项

（1）甘草切制时，除软化方法不同外，切片厚度、干燥温度和时间应一致。

（2）测定甘草苷和甘草酸含量时，要保持不同软化品的操作条件一致。

八、思考题

（1）软化切制过程影响饮片质量的主要因素有哪些？

（2）不同软化方法制备的甘草片中甘草苷和甘草酸含量差异的原因是什么？

实验三　炒黄对王不留行浸出物的影响实验

一、实验目的

1. 掌握　炒黄的炮制方法和药物炮制作用。

2. 通过王不留行炒制前后浸出物的含量变化，说明炮制对药物浸出物产生的影响。

二、实验原理

（1）王不留行属种子类药物，含有大量油质，并有坚硬致密的种皮，不利于水分的浸润和渗透。采用加热炒制，表层组织失水收缩，内部组织的水分受热汽化产生膨胀压，达到一定程度可使表皮组织明显破裂利于水分进入和成分溶出；同时，内聚力降低，质地疏松有利于粉碎。炒王不留行爆花率与含水量和种子成熟度有关，爆花率越高，成分溶出率越高。

（2）王不留行具有活血通经，下乳消肿，利尿通淋的功能，含有三萜皂苷、黄酮、氨基酸、微量元素、类脂、糖类等成分，临床应用多入汤剂。按照《中国药典》（2015 年版）四部 2201 "浸出物测定法"，以水为溶媒，加热提取，比较王不留行炒黄前后水溶性浸出物的含量变化，验证炒黄有利于成分煎出炮制原理的科学性。

三、实验内容

（1）王不留行的炮制。

（2）王不留行不同炮制品中浸出物的测定。

四、实验器具和材料

1. 实验器具　电子天平、炒锅、锅铲、煤气灶（控温电炉或电磁炉等）、搪瓷盘、电热毒、烘箱、冷凝器、蒸发皿、布氏漏斗、干燥器、水浴锅、250ml 锥形瓶、25ml 刻度吸管、100ml 刻度吸管、300ml 抽滤瓶、滤纸等。

2. 实验材料　王不留行、蒸馏水等。

五、实验方法

1. 王不留行的炮制　取净王不留行 100g，置热锅内，用中火加热，炒至大多数爆开白花，取出，晾凉。

2. 王不留行不同炮制品中浸出物的测定　分别取王不留行生品和炒制品约 5g，精密称定，置 250ml 锥形瓶中，加水 100ml，密塞，称定重量，静置 1h，加热回流 1h，放冷后，取下锥形瓶，称定重量，用水补足减失的重量，摇匀，用干燥滤器滤过，精密量取续滤液 25ml，置已干燥至恒重的蒸发皿中，在水浴上蒸干后，于 105℃干燥 3h，移至干燥器中，冷却 30min，迅速精密称定重量，计算供试品中水溶性浸出物的含量。

六、实验结果

表 3 – 4 　王不留行不同炮制品中浸出物含量比较

样品组	样品取样量（g）	浸出物重量（g）	浸出物含量（%）
王不留行			
炒王不留行			

七、注意事项

（1）炒王不留行时，锅预热，火力宜大，用中火，防止火力过小产生僵子。

（2）浸出物测定宜选择爆花率80%以上的样品。

（3）样品提取过程中应控制温度，防止温度过高导致爆沸。

（4）不同炮制品浸出物制备过程中应条件一致，防止产生误差影响实验结果的准确性。

八、思考题

（1）影响炒王不留行爆花率的主要因素有哪些？

（2）王不留行炮制品比较研究的评价指标除水浸出物外，还可选择哪些指标？

实验四　炒炭对槐米成分及止血作用的影响实验

一、实验目的

1. 掌握　炒炭的炮制方法及对药物的影响。

2. 通过对槐米和槐米炭中鞣质含量及止血作用影响，说明"炒炭存性"的意义。

二、实验原理

药物高温条件下加热炒炭，其组织与成分均产生不同程度的物理与化学变化，炒炭的药物可产生或增强止血作用，炮制上有"血见黑则止"的学说。槐米炒炭后具有止血作用的鞣质含量增加，鞣质具有还原性，在常温或酸性溶液中可被高锰酸钾氧化，据此测定鞣质的含量。观察槐米炒炭前后对小鼠出血时间、凝血时间的影响，验证槐米炒炭后鞣质增加与止血作用的相关性。

三、实验内容

（1）槐米炭的炮制。

（2）槐米不同炮制品中鞣质含量测定。

（3）槐米不同炮制品止血实验。

四、实验器具和材料

1. 实验器具　温度计、10ml 吸量管、500ml 烧瓶、乳钵、漏斗、玻璃漏斗、500ml 容量瓶、500ml 量筒、10ml 量筒、棕色瓶、25ml 酸式滴定管、10ml 刻度吸管、抽滤瓶、乳钵、小砂轮、电子天平、电炉、5ml 注射器、毛细管（φ1mm）、剪刀、秒表、小鼠灌胃器、兔开口器等。

2. 实验材料　槐米、高锰酸钾、靛胭脂、浓硫酸、氯化钠、碳酸钡、明胶、滤纸条等。

五、实验方法

1. 槐米炭的炮制　取净槐米，置预热后的炒制容器内，用中火加热，炒至焦褐色，喷洒少量清水、灭尽火星，文火炒干，取出，放凉，备用。

2. 槐米不同炮制品中鞣质含量测定　分别取槐米生品和炒炭品，置于研钵内研成粗粉，精密称定约 10g。加蒸馏水 300ml，小火煮沸 30min，过滤。药渣再加水 100ml 提取 2 次，合并滤液，定容于 500ml 容量瓶中，静置过夜。次日滤去析出的沉淀物。精密吸取滤液 10ml 于 1000ml 锥形瓶中，加蒸馏水 500ml，0.6% 靛胭脂 5ml，硫酸 20ml，0.02mol/L 高锰酸钾溶液滴定至出现黄绿色，消耗高锰酸钾的毫升数为"A"。

（1）空白溶液测定　精密吸取上述提取液 100ml，加入新鲜配制的 2.5% 明胶液 30ml，用氯化钠饱和，加入 10% 稀硫酸 10ml 及硫酸钡 10g 振摇数分钟，于干滤纸过滤。吸取滤液 10ml，同上法用 0.02ml/L 高锰酸钾溶液滴定，消耗高锰酸钾的毫升数为"B"。

（2）鞣质的含量测定　以鞣酸为标准，每毫升 0.1mol/L 高锰酸钾溶液，相当于 0.004157g 鞣酸。

$$X = \frac{(A - B) \times 0.004157 \times T \times 100}{W} \times \frac{M_1}{M_2}$$

式中，X：样品中鞣质含量（%）；A：高锰酸钾的用量（毫升数）；B：空白中高锰酸钾的用量（毫升数）；T：稀释度；W：取样量；M_1：滴定用高锰酸钾的毫摩尔数；M_2：0.1mol/L 用高锰酸钾的毫摩尔数。

3. 槐米不同炮制品止血实验

（1）药液的制备　称取生药和炭药各 100g，分别置 1000ml 烧杯中，加水 400ml 煎煮 1h，用纱布过滤，残渣加水 200ml，再煎煮 30min，纱布过滤，合并滤液浓缩至 100ml。

（2）出血时间测定　取体重 18~22g 小鼠 30 只，随机分成 3 组，称重、标号。按 0.8ml/20g 剂量，分别将生药水煎液和炭药水煎液给两组小鼠灌胃。30min 后，剪去小鼠尾部 3mm，每隔 30s，用滤纸轻轻吸去血滴，但不能挤压尾部，直至血流自然停止，用秒表记录出血时间。另以生理盐水组对照，对所得结果进行统计学分析。

（3）凝血时间测定　取体重 18~22g 小鼠 30 只，随机分成 3 组，称重、标号。按 0.8ml/20g 剂量，分别将生药水煎液和炭药水煎液给两组小鼠灌胃。30min 后，用毛细管（φ1mm）于小鼠眼球静脉取血，至管内血柱达 5cm 后取出，当血液进入毛细管时开始计时，每 30s 轻轻折断毛细管约 0.5cm，若有血丝出现即为凝血，测得凝血时间。另以生理盐水为对照组，对所测结果进行统计学分析。

六、实验结果

表 3-5　槐米不同炮制品中鞣质含量测定

样品组	样品取样量（g）	鞣质含量（%）
槐米		
槐米炭		

表 3 – 6　槐米不同炮制品出血时间与凝血时间实验 ($\bar{x} \pm s$)

样品组	给药剂量	数量 (n)	出血时间	凝血时间
对照组				
槐米				
槐米炭				

七、注意事项

（1）槐米炒炭时，铁锅温度不能超过 250℃，槐米温度不能超过 210℃。出炭率不得低于 82%。

（2）加明胶和酸性氯化钠溶液后，必须振摇。

（3）测定出血时间时，应将小鼠固定，并尽量使之保持安静。

（4）测定凝血时间时，应轻折毛细管，并缓缓向左右拉开。

八、思考题

（1）鞣质含量测定的原理是什么？如何除去测定中的干扰物？

（2）槐米生品和炒炭品止血作用有何不同？

实验五　砂炒对马钱子质量及毒性的影响实验

一、实验目的

1. 掌握　砂炒的炮制方法及对药物的影响。

2. 通过对砂烫马钱子质量及毒性的影响实验，说明砂烫马钱子的炮制原理及目的意义。

二、实验原理

（1）河砂由于质地坚硬，传热较快，与药物接触面积较大，可使其受热均匀，故适用于炒制质地坚硬或韧性较大的动物类药物，同时砂炒可使某些药物的毒性成分结构改变或破坏，从而降低其毒性。马钱子砂烫时，高温使马钱子中的毒性成分破坏，毒性降低，可供内服；同时，使马钱子质地酥脆，易于粉碎。马钱子主要成分为士的宁和马钱子碱，其既是镇痛有效成分也是有毒成分。马钱子生品砂烫炮制时，使其中所含士的宁、马钱子碱等毒性较大的生物碱的醚键断裂、开环，转化成为异士的宁、异马钱子碱、士的宁氮氧化物、马钱子碱氮氧化物、异士的宁氮氧化物、异马钱子碱氮氧化物等毒性较小的生物碱。此外，马钱子碱相对比士的宁易于分解破坏（这与其结构上的 C_2—OCH_3、C_3—OCH_3 取代有关），致使马钱子碱的含量大幅下降，士的宁的含量则下降较少，而马钱子碱的药理强度仅为士的宁的 1/40，通过炮制可除去疗效较差而毒性较大的马钱子碱，从而降低了马钱子的毒性。

（2）在碱性条件下，士的宁以游离形式存在，且易溶于三氯甲烷。因此，选取三氯甲烷和氢氧化钠试液作为提取马钱子中目标成分的溶剂。以 C_{18} 为固定相，亲水性溶液为流动相，采用 HPLC 测定供试品溶液中的士的宁和马钱子碱含量；采用薄层色谱法，以硅胶 G 为吸附剂，碱性弱极性溶液为展开剂，以士的宁和马钱子碱为对照进行马钱子生品与砂烫品的鉴别；通过对马钱子生品和砂烫品的 LD_{50} 测定，比较马钱子生品和砂烫品的毒性。

三、实验内容

（1）砂烫马钱子的炮制。

（2）HPLC 测定马钱子不同炮制品中士的宁和马钱子碱的含量。

（3）马钱子不同炮制品的 TLC 鉴别。

（4）马钱子不同炮制品的小鼠 LD_{50} 测定。

四、实验器具和材料

1. 实验器具　高效液相色谱仪、烘箱、水浴锅、超声波清洗器、粉碎机、电子天平；炒锅、电炉、锅铲、搪瓷盘、三号筛；10ml 容量瓶、刻度吸管、分液漏斗、50ml 具塞锥形瓶等。

2. 实验材料　马钱子、河砂；硅胶 G、CMC－Na、C_{18} 色谱柱、氢氧化钠、碘化铋钾、甲苯、丙酮、三氯甲烷、浓氨水、庚烷磺酸钠、磷酸二氢钾、甲醇、无水乙醇、浓硫酸、浓盐酸、磷酸、乙腈、甲醇、水；中速定量滤纸、pH 试纸；士的宁、马钱子碱对照品等。

3. 实验动物　健康小鼠（18～22g），雌雄各半。

五、实验方法

1. 砂烫马钱子的炮制　取净马钱子，称重。取洁净的河砂放入锅内，用武火加热至灵活状态时，投入大小一致的净马钱子，不断翻动，烫至鼓起并显棕褐色或深棕色，取出，筛去河砂，摊开放凉，称重，计算得率。砂烫后的马钱子两面均膨胀鼓起。表面棕褐色或深棕色，质坚脆，平行剖面可见棕褐色或深棕色的胚乳。微有香气，味极苦。河砂用量以能掩盖药物为度。

2. HPLC 测定马钱子不同炮制品中士的宁和马钱子碱的含量

（1）色谱条件及系统适应性试验　以十八烷基硅烷键合硅胶为填充剂；以乙腈－0.01mol/L 庚烷磺酸钠与 0.02mol/L 磷酸二氢钾等量混合溶液（用 10% 磷酸调节 pH 值至 2.8）（21∶79）为流动相；检测波长为 260nm。理论板数按士的宁峰计算应不低于 5000。

（2）对照品溶液的制备　取士的宁对照品 6mg、马钱子碱对照品 5mg，精密称定，分别置 10ml 量瓶中，加三氯甲烷适量使溶解并稀释至刻度，摇匀。分别精密量取 2ml，置同一 10ml 量瓶中，用甲醇稀释至刻度，摇匀，即得（每 1ml 含士的宁 0.12mg、马钱子碱 0.1mg）。

（3）供试品溶液的制备　取马钱子不同炮制品粉末（过三号筛）约 0.6g，精密称定，置具塞锥形瓶中，加氢氧化钠试液 3ml，混匀，放置 30min，精密加入三氯甲烷 20ml，密塞，称定重量，置水浴中回流提取 2h，放冷，再称定重量，用三氯甲烷补足减失的重量，摇匀，分取三氯甲烷液，用铺有少量无水硫酸钠的滤纸滤过，弃去初滤液，精密量取续滤液 3ml，置 10ml 量瓶中，加甲醇至刻度，摇匀，即得。

（4）测定法　精密吸取各供试品溶液 10μl，注入液相色谱仪，测定，即得。分别以干燥品计算马钱子不同炮制品中士的宁和马钱子碱的百分含量。

3. 马钱子不同炮制品的 TLC 鉴别

（1）对照品溶液的制备　分别精密称取士的宁、马钱子碱对照品适量，加三氯甲烷制成每 1ml 各含 2mg 对照品混合溶液，作为对照品溶液。

（2）供试品溶液的制备　取马钱子生品和砂烫品粉末各 0.5g，分别置具塞锥形瓶中，加入三氯甲烷 – 乙醇（10∶1）混合溶液 5ml 与浓氨试液 0.5ml，密塞，振摇 5min，放置 2h，滤过，滤液作为供试品溶液。

（3）薄层鉴别　精密吸取供试品溶液和对照品溶液各 10μl，分别点于同一硅胶 G 薄层板上，以甲苯 – 丙酮 – 乙醇 – 浓氨试液（4∶5∶0.6∶0.4）为展开剂，展开，取出，晾干，喷以稀碘化铋钾试液。供试品色谱中，在与对照品色谱相应的位置上，显相同颜色的斑点。

4. 马钱子不同炮制品的小鼠 LD_{50} 测定　分别称取马钱子生品和砂烫品粉末约 5g，精密称定，加入三氯甲烷 100ml 与浓氨试液 5ml，密塞，轻轻振摇，超声提取 1h，滤过，滤液置分液漏斗中，用硫酸溶液（3→100）提取 5 次，每次 50ml，合并硫酸液，加浓氨试液调节 pH 值至 9 ~ 10，加入三氯甲烷萃取 5 次，每次 100ml，合并三氯甲烷液，回收三氯甲烷至干，制成马钱子生品和制品总生物碱。取马钱子生品和砂烫品总生物碱各 10mg，精密称定，分别用 1mol/L 盐酸 0.5ml 溶解，再用 1mol/L 氢氧化钠调 pH 至 6 ~ 6.5，并稀释至适当浓度。选取健康小鼠，随机分为 4 组，每组 4 只，参照药理实验方法学中急性毒性预试的试验方法，进行预试，确定 100% 致死剂量（D_{max}）和 0% 致死剂量（D_{min}），再按适当的等比级数确定给药剂量。生品和砂烫品各选用小鼠 50 只，分为 5 个剂量组，腹腔注射各样品 0.2ml/kg，记录给药后 2h 内小鼠的死亡情况，统计死亡率，并用 Bliss 法计算 LD_{50} 及 95% 可信限。

六、实验结果

表 3 – 7　马钱子不同炮制品中士的宁和马钱子碱的含量测定

样品组	样品取样量（g）	士的宁含量（%）	马钱子碱含量（%）
生马钱子			
砂炒马钱子			

表 3 – 8　马钱子生品、砂烫品急性毒性实验

样品组	剂量（mg/kg）	动物数（n）	死亡数	LD_{50}
生马钱子				
砂炒马钱子				

七、实验注意事项

（1）马钱子的毒性较强，在炮制和提取时要戴橡胶手套操作，注意做好安全防护。

（2）用过的河砂应妥善处理。

八、思考题

（1）马钱子炮制过程中主要生物碱成分发生哪些变化？

（2）为何选用马钱子总生物碱进行急性毒性实验，而非煎煮液？

（3）砂炒马钱子减毒的基本原理是什么？

实验六　酒炙对大黄成分及泻下作用的影响实验

一、实验目的

1. 掌握　酒炙的炮制方法及对药物的影响。

2. 通过大黄酒炙前后蒽醌含量测定及泻下实验，说明大黄炮制的意义。

二、实验原理

（1）液体辅料与药物一起炮制，在炮制过程中，辅料渗入到药物中，使得药物在性味、功效、作用趋向、归经和理化性质方面均能发生某些变化，从而起到降低毒性、抑制偏性、增强疗效、矫臭矫味、有效成分易于溶出等作用，有利于疗效的发挥。酒味甘辛，性大热。气味芳香，能升能散，行药势，具有活血通络、散寒、去腥的作用，酒炙能改变药性，缓和寒性，免伤脾胃阳气，并可借酒升提之力引药上行。大黄生品泻下力强，酒炙后泻下力减弱，活血作用增强。

（2）大黄主要含有结合蒽醌和游离蒽醌，游离蒽醌类有大黄酸、大黄素、大黄酚、芦荟大黄素、大黄素甲醚，为大黄抗菌的有效成分；结合蒽醌有单蒽醌类的苷，如大黄素、大黄酚和芦荟大黄素的双葡萄糖苷，还有双蒽酮苷类，如番泻苷 A、B、C、D、E、F，为大黄泻下的主要成分。大黄酒炙后番泻苷 A、B 含量下降，酒炙使一部分蒽醌苷类成分转化为游离型蒽醌，导致游离蒽醌含量有所上升，故而泻下作用减弱，抗菌消炎作用加强。酒炙后结合型蒽醌类成分含量下降与传统认为酒炙减弱大黄泻下作用相一致。采用 HPLC 测定大黄炮制前后番泻苷 A、B 的含量变化；采用小肠推进实验观察炮制前后泻下作用的变化，验证大黄炮制的意义。

三、实验内容

（1）酒大黄的炮制。

（2）大黄不同炮制品中番泻苷 A 对照品、番泻苷 B 的含量测定。

（3）大黄不同炮制品小鼠小肠推进实验。

四、实验器具和材料

1. 实验器具　炒锅、锅铲、煤气灶、搪瓷盘、高效液相色谱仪、超声波清洗器、电子天平、高速万能粉碎机、2ml 注射器、灌胃针头、手术剪、眼科镊、直尺、烧杯、搪瓷盘或硅板等。

2. 实验材料　大黄、番泻苷 A 对照品、番泻苷 B 对照品；黄酒、炭末、甲醇、纯净水等。

3. 实验动物　健康雄性小鼠（18～22g）。

五、实验方法

1. 酒大黄的炮制　取净大黄片或块 50g，用黄酒 5g 喷淋拌匀，闷润 30min，待酒被吸尽后，入热锅内，用文火微微翻炒至干，表面呈深棕色或棕褐色，取出晾凉，除净碎屑。

2. 大黄不同炮制品中番泻苷 A、番泻苷 B 的含量测定

（1）色谱条件与系统适用性试验　C_{18} 色谱柱（150mm×4.6mm，5μm），Agilent Zorbax Extend C_{18}

保护柱（10mm×4.6mm，5μm）；流动相为 0.1%磷酸水（A）－乙腈（B），梯度洗脱，洗脱程序见表 3－9；进样量 10μl；柱温 30℃；体积流量 1ml/min；检测波长为 340nm。

表 3－9　梯度洗脱程序

时间（min）	流动相 A 0.1%磷酸水（%）	流动相 B 乙腈（%）
0～27	87	13
27～40	87→84	13→16
40～47	84	16
47～50	84→62	16→38
50～60	62→47	38→53
60～65	47→40	53→60
65～75	40	60

（2）对照品溶液的制备　精密称取番泻苷 A 和番泻苷 B 对照品适量，加入甲醇－水（3：2）溶解并定容，分别制成 110.0μg/ml 番泻苷 A、95.6μg/ml 番泻苷 B 对照品储备液，精密量取上述对照品溶液各 2ml，混匀，即得。

（3）供试品溶液的制备　分别取大黄、酒大黄药材粉末（过三号筛）各约 0.2g，精密称定，置具塞锥形瓶中，加入 80%甲醇 30ml，称定重量，超声提取 1h，放冷，用 80%甲醇补足损失的重量，混匀，滤过，取续滤液过 0.22μm 微孔滤膜，取续滤液，即得。

（4）测定法　精密吸取各供试品溶液 10μl，注入液相色谱仪，测定，即得。按干燥品计，分别计算各样品中番泻苷 A、番泻苷 B 的含量。

3. 大黄不同炮制品小鼠小肠推进实验

（1）样品液的制备　分别取大黄、酒大黄各 50g，加入水 250ml，煎煮 20min，过滤，滤液浓缩至 50ml。配制炭末生理盐水混悬液 0.1g/ml（含炭末 0.1g/ml）、大黄水煎液 1g/ml（含炭末 0.1g/ml）、酒大黄水煎液 1g/ml（含炭末 0.1g/ml）。

（2）取禁食 12h、体重 20±2g 的小鼠 30 只，随机均分为 3 组，每组 10 只，用苦味酸做标记。分别用上述 3 种炭末液 0.3ml/10g 体重灌胃。给药 30min 后脱颈椎处死，切开腹腔分离肠系膜，剪取上端至幽门，下端至回盲肠的肠管，置于托盘上。轻轻将小肠拉成直线，测量肠管长度作为"小肠总长度"，从幽门至炭末沿的距离作为"炭末在肠内推进距离"，取各组小鼠平均值，用公式计算炭末推进百分率。

炭末推进率＝炭末在肠内推进距离（cm）/小肠全长（cm）×100%

六、实验结果

表 3－10　大黄不同炮制品中番泻苷 A、番泻苷 B 的含量测定

样品组	样品取样量（g）	番泻苷 A 含量（%）	番泻苷 B 含量（%）
生大黄			
酒大黄			

表 3 – 11　大黄不同炮制品小鼠小肠推进实验 ($\bar{x} \pm s$)

样品组	给药剂量	数量（n）	肠内推进距离（cm）	推进率（%）
对照组				
生大黄				
酒大黄				

七、注意事项

（1）药物加入一定量酒拌匀闷润过程中，容器上面应加盖，以免酒被迅速挥发。

（2）酒炙一般为药物每 100kg，用黄酒 10 ~ 20kg。若酒的用量较少，不易拌匀药物时，可加适量水稀释。

（3）酒炙药物一般文火。勤翻动，炒至近干，颜色加深时，即可取出，晾凉。

八、思考题

（1）根据实验结果，探讨大黄酒炙的意义？

（2）大黄入煎剂为何需后下？

实验七　醋炙对延胡索成分及镇痛作用的影响实验

一、实验目的

1. 掌握　醋炙的炮制方法及对药物的影响。

2. 通过延胡索醋炙前后延胡索乙素的含量测定及镇痛实验，说明延胡索炮制的意义。

二、实验原理

（1）采用醋炙法炮制延胡索，可以增强其行气止痛作用，广泛用于身体各部位的多种疼痛。延胡索中具有止痛作用的有效成分延胡索甲素、乙素和丑素等，均属于难溶于水的游离生物碱，醋炙后可使游离生物碱与醋酸结合成易溶于水的醋酸盐，提高溶出率。由于延胡索生物碱的含量高低与止痛效力成正比，故醋炙后因延胡索乙素等生物碱溶出率增加而增强了止痛作用。

（2）采用 HPLC 测定延胡索炮制前后延胡索乙素的含量变化；采用小鼠腹腔注射醋酸溶液，引起疼痛刺激，如腰部收缩、扭体以及蠕行等不同方式的痛觉反应。通过比较空白组和给药组，以反映醋炙延胡索的镇痛作用。

三、实验内容

（1）醋延胡索的炮制。

（2）延胡索不同炮制品中延胡索乙素含量测定。

（3）延胡索不同炮制品镇痛作用实验。

四、实验器具和材料

1. 实验器具　炒锅、锅铲、煤气灶、搪瓷盘、切药刀、标准筛（50 目，即三号筛）、研钵、高效液相色谱仪、万分之一电子天平、水浴锅、容量瓶（10ml、5ml）、圆底烧瓶（50ml）、平底烧瓶

（100ml）、移液管（25ml、50ml）、回流及回收装置、烧杯、玻璃漏斗、锥形瓶、量筒、注射器、微孔滤膜、微量进样器、流动相过滤装置。台式天平、烧杯（1000ml）、秒表、注射器、小鼠笼等。

2. 实验材料 延胡索、米醋；甲醇（分析纯和色谱纯）、浓氨水、0.1%磷酸、三乙胺、蒸馏水、生理盐水、0.6%醋酸溶液、苦味酸；延胡索乙素对照品等。

3. 实验动物 健康雌性小鼠（18~22g）。

五、实验方法

1. 醋延胡索的炮制

（1）醋炙法 取净延胡索或延胡索片，称重，加入定量的米醋拌匀，闷润至醋被吸尽后，置炒制容器内，文火加热，炒干，取出晾凉。称重，计算得率。

（2）醋煮法 取净延胡索，加入定量的米醋和适量清水（以平药面为宜），置煮制容器内，文火加热煮至透心、醋液被吸尽时，取出，晾至6成干，切厚片，晒干。称重，计算得率。

每100kg延胡索，用米醋20kg。

2. 延胡索不同炮制品中延胡索乙素含量测定

照高效液相色谱法（通则0512）测定。

色谱条件与系统适用性试验 以十八烷基键合硅胶为填充剂；以甲醇 - 0.1%磷酸溶液（三乙胺调pH至6.0）（55:45）为流动相；检测波长为280nm。理论塔板数按延胡索乙素峰计算应不低于3000。

对照品溶液的制备 取延胡索乙素对照品适量，精密称定，加甲醇制成每1ml含46μg的溶液，即得。

供试品溶液的制备 取本品粉末（过三号筛）约0.5g，精密称定，置平底烧瓶中，精密加入浓氨试液 - 甲醇（1:20）混合溶液50ml，称定重量，冷浸1小时后加热回流1小时，放冷，再称定重量，用浓氨试液 - 甲醇（1:20）混合溶液补足减失的重量，摇匀，滤过。精密量取续滤液25ml，蒸干，残渣加甲醇溶解，转移至5ml量瓶中，并稀释至刻度，摇匀，滤过，取续滤液，即得。

测定法 分别精密吸取对照品溶液与供试品溶液各10μl，注入液相色谱仪，测定，即得。本品按干燥品计算，含延胡索乙素（$C_{21}H_{25}NO_4$）不得少于0.050%。

（4）测定法 分别精密吸取对照品溶液与供试品溶液各10μl，注入液相色谱仪，测定，即得。按干燥品计，分别计算延胡索不同炮制品中延胡索乙素的百分含量。

3. 延胡索不同炮制品镇痛作用实验

（1）供试品溶液的制备 取延胡索生品及醋炙品各25g，分别煎煮，第一次加水400ml、第二次加水250ml煎煮2次，每次25min，滤过，合并滤液，浓缩至100ml备用。

（2）取小鼠随机分为3组，每组10只，分别灌以生理盐水和延胡索生品供试液、延胡索醋炙品供试液0.3ml/10g，40min后，各鼠腹腔注射0.6%醋酸0.1ml/10g，注射后立即启动秒表，记录扭体潜伏期及0~15min、15~30min的扭体次数。

六、实验结果

表3-12 延胡索不同炮制品中延胡索乙素含量测定

样品组	样品取样量（g）	延胡索乙素含量（%）
生延胡索		
醋延胡索		

表 3 – 13 延胡索不同炮制品镇痛作用实验 ($\bar{x} \pm s$)

样品组	给药剂量	数量（n）	0 ~ 15min 扭体次数	15 ~ 30min 扭体次数
对照组				
生延胡索				
醋延胡索				

七、注意事项

（1）炮制延胡索时，注意火候，以醋液刚好被吸尽为宜。

（2）测定延胡索乙素含量时，要保证进样量准确，以免造成误差过大。另外注意高效液相色谱仪的正确操作。

（3）醋酸溶液应临用临配。

（4）镇痛实验需 30% 以上动物不产生扭体反应才能认为镇痛阳性。扭体反应表现：腹部内凹、伸展后肢、臀部抬高。

八、思考题

（1）醋炙与醋煮两种炮制工艺有什么区别？炮制作用有何差异？

（2）根据延胡索中成分含量和镇痛实验结果，阐述延胡索醋制原理。

实验八 煅制石膏质量评价实验

一、实验目的

1. 掌握 明煅的炮制方法及对药物的影响。

2. 通过石膏煅制前后定性及定量评价实验，说明明煅法对石膏的影响。

二、实验原理

（1）石膏味辛、甘，性大寒，归肺、胃经，具有清热泻火，除烦止渴的功效。经过煅制成为煅石膏后，味甘、辛、涩，性寒，归肺、胃经，具有收湿，生肌，敛疮，止血的功效。石膏的主要化学成分是 $CaSO_4 \cdot 2H_2O$，煅制时，当温度达到一定程度就会失去结晶水变成煅石膏。煅石膏的主要化学成分是 $CaSO_4$。

（2）石膏中 Ca^{2+} 与氨羧络合剂乙二胺四醋酸二钠（EDTA）能定量地形成金属络合物，其稳定性较 Ca^{2+} 与指示剂形成的络合物为强。在适宜的 pH 值范围内以 EDTA 滴定，当到达终点时，EDTA 夺取与指示剂结合的 Ca^{2+}，指示剂被游离而显色，显示终点到达。根据 EDTA 滴定液的消耗量即可计算样品中 Ca^{2+} 的含量。

三、实验内容

（1）石膏的煅制。

（2）石膏煅制前后的定性分析。

（3）石膏煅制前后主要化学成分的含量测定。

四、实验器具和材料

1. 实验器具 红外光谱仪、玛瑙研钵、压片机、电子天平、马福炉；坩埚、坩埚钳、铁架台；试管、软木塞、称量瓶、锥形瓶、酸式滴定管、碱式滴定管等。

2. 实验材料 石膏；KBr、EDTA、铬黑T、钙黄绿素、甲基红、醋酸、稀盐酸、氨试液、氢氧化钾试液、氧化锌试剂等。

五、实验方法

1. 石膏的煅制 取石膏药材5g，打碎，除去杂石，置坩埚中，厚度1～4cm，放入马福炉内，加热煅烧至红透，取出，置干燥器中冷却，备用。

2. 石膏煅制前后的定性分析

（1）水分 称取石膏和煅石膏约2g，分别置具有小孔软木塞的试管内，灼烧。如管壁有水生成，药物变为不透明体，则为石膏；不出现上述现象，则为煅石膏。

（2）钙盐 称取石膏和煅石膏粉末约0.2g，分别置试管内，加稀盐酸10ml，加热使溶解。溶液加甲基红指示剂1滴，用氨试液中和，再滴加盐酸至恰显酸性即生成白色沉淀，分离，沉淀不溶于醋酸，可溶于稀盐酸。

（3）硫酸盐 称取石膏和煅石膏粉末约0.2g，分别置试管内，加稀盐酸10ml，加热使溶解。滴加氯化钡试液即生成白色沉淀，分离，沉淀在盐酸中不溶解。

（4）红外光谱 称取石膏、煅石膏样品约1mg，分别与KBr 200mg于玛瑙研钵中研磨粉碎至200目，然后置压片机中压制成透明薄片，置红外光谱仪上于4000～600cm^{-1}扫描测定。所得图谱经计算机自动基线矫正和自动纵坐标标准化处理，比较分析石膏炮制前后红外光谱的异同。

3. 石膏煅制前后主要化学成分的含量测定

（1）石膏中$CaSO_4 \cdot 2H_2O$的含量测定 取石膏细粉约0.2g，精密称定，置锥形瓶中，加稀盐酸10ml，加热使溶解，加水100ml和甲基红指示剂1滴，滴加氢氧化钾试液至溶液呈浅黄色，再继续多加5ml，加钙黄绿素指示剂少量，用EDTA滴定液（0.05mol/L）滴定，至溶液的黄绿色荧光消失并呈橙色。每1ml EDTA滴定液（0.05mol/L）相当于8.608mg的含水硫酸钙（$CaSO_4 \cdot 2H_2O$）。

（2）煅石膏中$CaSO_4$的含量测定 取煅石膏细粉约0.15g，精密称定，照石膏中$CaSO_4 \cdot 2H_2O$的含量测定方法，自"置锥形瓶中，加稀盐酸10ml"起，依法测定。每1ml EDTA滴定液（0.05mol/L）相当于6.807mg的硫酸钙（$CaSO_4$）。

六、实验结果

表3-14 石膏煅制前后主要化学成分的含量测定

样品组	样品取样量（g）	$CaSO_4 \cdot 2H_2O$ 含量（%）	$CaSO_4$ 含量（%）
石膏			—
煅石膏		—	

七、注意事项

（1）煅制石膏时温度很高，应注意安全，避免烫伤。

（2）煅后石膏温度降至100℃左右时，应及时放入干燥器中冷却，以免吸收空气中的水分而影响煅制效果。

八、思考题

（1）测定石膏中 $CaSO_4 \cdot 2H_2O$ 的含量，滴加氢氧化钾至呈浅黄色之后，为何需继续多加5ml？

（2）哪些物理、化学指标可用于快速、灵敏、准确地评价石膏和煅石膏的质量？

实验九　煅淬对自然铜成分含量的影响实验

一、实验目的

1. 掌握　煅淬的炮制方法。

2. 通过自然铜煅制前后成分含量比较实验，说明煅淬法对自然铜的影响。

二、实验原理

（1）自然铜主含二硫化亚铁（FeS_2），经煅制后，二硫化亚铁分解为硫化亚铁，经醋淬后表面部分产生醋酸亚铁，且能使药物质地疏松易碎，便于粉碎，并使药物中铁离子溶出增加，易于被人体吸收。且炮制后自然铜中 Pb 等有毒物质，由于高温煅烧氧化而减少或清除。

（2）自然铜中的 Fe^{2+} 可与重铬酸钾发生氧化还原反应，引起颜色变化，根据消耗的重铬酸钾滴定液的体积计算 Fe^{2+} 的含量。以下式计算 Fe^{2+} 的含量 P（%）　$= \dfrac{6C_{K_2Cr_2O_7}V_{K_2Cr_2O_7}M_{Fe}}{m}$

$C_{K_2Cr_2O_7}$：$K_2Cr_2O_7$ 的摩尔浓度。

$V_{K_2Cr_2O_7}$：滴定时消耗 $K_2Cr_2O_7$ 的体积。

M_{Fe}：Fe 的原子质量。

m：样品的重量。

（3）原子吸收法测定自然铜中铅，由铅灯发出的特征谱线通过供试品蒸气时，被蒸气中铅的基态原子所吸收，吸收遵循一般分光光度法的吸收定律，通过测定辐射光强度减弱的程度可求出供试品中铅的含量。通常借比较标准品和供试品的吸光度，求得供试品中铅元素的含量。

（4）DDC－Ag 法测定自然铜中砷，利用金属锌与酸作用产生新生态的氢，与药物中的微量亚砷酸盐反应生成具有挥发性的砷化氢，用二乙基二硫代氨基甲酸银溶液吸收，使之还原生成红色胶态银，在 510nm 处测定吸收度，同条件下与一定量标准砷溶液吸光度进行比较，以判定砷盐的限量或含量。

三、实验内容

（1）自然铜的炮制。

（2）自然铜不同炮制品中铁含量测定。

（3）自然铜不同炮制品中铅含量测定。

（4）自然铜不同炮制品中砷含量测定。

四、实验器具和材料

1. 实验器具　原子吸收分光光度计、可见－紫外分光光度计、电子天平；电炉、研钵、研锤、坩锅、坩埚钳、石棉网；250ml 锥形瓶、50ml 容量瓶、移液管（1.0、2.0、5.0、10ml）、玻璃漏斗、50ml 烧杯、量杯、酸式滴定管、100 目筛等。

2. 实验材料 自然铜；活性炭、15%硫酸－磷酸混合液、0.5%二苯胺磺酸钠、重铬酸钾标准液（0.05mol/L）、标准铅溶液（100μg/ml）、标准砷溶液（5μg/ml）、DDC－Ag液等。

五、实验方法

1. 自然铜的炮制 取净自然铜，大小分档，置坩埚内，用电炉加热，煅至红透时取出立即投入醋液中淬制，待冷后取出，继续煅烧，醋淬，反复煅淬至自然铜呈暗红褐色，外表脆裂，光泽消失，质地酥脆，取出，摊开放凉，干燥后粉碎。每100kg自然铜，用醋30kg。

2. 试剂配制

（1）15%硫酸－磷酸混合液 在不断搅拌下把150ml浓硫酸加入到700ml水中，冷却后加入150ml磷酸。

（2）标准铅溶液（100μg/ml）、标准砷溶液（5μg/ml） 参考《中国药典》（2015年版）。

（3）DDC－Ag液 称取0.6g二乙基二硫代氨基甲酸银溶于含3%的三乙醇胺三氯甲烷溶液中，放置过夜、过滤，于棕色瓶中避光保存。

3. 自然铜不同炮制品中铁含量测定 分别取生、煅自然铜粉末约3.0g，精密称定，置250ml锥形瓶中，加水100ml，煮沸25min，加入活性炭0.1g，继续煮沸10min，过滤。滤渣加水80ml，煮沸20min，过滤，合并滤液，加入硫酸－磷酸混合液15ml、0.5%二苯胺磺酸钠3滴，用重铬酸钾滴定液（0.05mol/L）滴定至稳定的蓝紫色，并将滴定结果用空白试验校正。每1ml重铬酸钾滴定液相当于3.351mg的铁。

4. 自然铜不同炮制品中铅含量测定

（1）标准曲线的绘制 分别精密吸取标准铅溶液（100μg/ml）0、0.5、1.0、1.5、2.0ml于50ml容量瓶中，用水稀释至刻度，摇匀。用原子吸收分光光度计在波长283nm、灯电流1mA、狭缝宽度0.1mm、燃烧器高度12mm、燃气流量1.5L/min、助燃气流量6L/min条件下测定吸收度。以浓度为横坐标X，吸收度为纵坐标Y，计算求得回归方程，计算相关系数。

（2）供试品溶液制备 分别取生、煅自然铜粉末约1g，精密称定，置锥形瓶中，加重蒸馏水100ml，煮沸1h（随时补充重蒸馏水），滤过。滤渣继续加重蒸馏水50ml，煮沸20min，过滤。合并滤液，浓缩至约25ml，放冷后移入50ml容量瓶中，加浓盐酸2.8ml，再加重蒸馏水至刻度，摇匀，作为供试品溶液。

（3）测定法 以2%盐酸作为空白测定供试品溶液吸收度，根据回归方程，求得相应铅的浓度。

5. 自然铜不同炮制品中砷含量测定

（1）最大吸收波长的选择 精密吸取标准砷溶液2.0ml于砷化氢发生器的锥形瓶中，加1∶1硫酸溶液7ml，以去离子水补至40ml，加入30%碘化钾5ml、40%氯化亚锡1.5ml，放置15min，加入50%酒石酸1ml，放置5min，加入无砷锌粒5g，立即接上装有醋酸铅棉花导气管的瓶塞，导管通入盛有5ml DDC－Ag吸收液的吸收管中，反应15min后，用三氯甲烷补至5ml，置1cm吸收池中，以去离子水加相同试剂为空白，用可见－紫外分光光度计于400~700nm波长范围扫描，在525~530nm波长处有最大吸收。

（2）酸度范围 在1.5~1.8mol/L硫酸酸度范围内吸收值稳定。

（3）呈色稳定性 经呈色稳定性试验，结果呈色后溶液吸收值在3h内稳定。

（4）标准曲线制备 精密吸取标准砷溶液0、1.0、2.0、3.0、4.0、5.0ml（相当于0.0、5.0、10.0、15.0、20.0、25.0μg砷），分别置于砷化氢发生器的锥形瓶中，加1∶1硫酸溶液7ml，以去离子水补至 40ml，按上述"最大吸收波长的选择"方法自"加入 30% 碘化钾 5ml"起操作，以分光光度计在 527nm 处测定吸光度。计算回归方程，砷在 0 ～ 25μg 范围内与吸光度呈线性相关。

（5）供试品测定　分别取生、煅自然铜粉末 0.1g，精密称定，置于 50ml 烧杯中，加 10ml 王水溶解，小火蒸至近干后加入 1∶1 硫酸溶液 10ml，加热至冒白烟。冷却，加去离子水煮沸，冷却，转移到 50ml 容量瓶中，用去离子水稀释至刻度，滤过。精密吸取滤液 25ml 于砷化氢发生瓶中，加 1∶1 硫酸溶液 7ml，以下按"标准曲线制备项"下"以去离子水补至 40ml"起操作，同时作一空白，以标准曲线项下 0 管调"0"点，测定吸光度，按回归方程计算砷含量。

六、实验结果

表 3 – 15　自然铜不同炮制品中化学成分含量测定

样品组	样品取样量（g）	铁含量（%）	铅含量（%）	砷含量（%）
生自然铜				
煅自然铜				

七、注意事项

（1）自然铜煎煮时宜用小火，并需不断搅拌，防止瓶底结块与爆溅。加活性炭时，应离火，以免引起爆沸。

（2）煅自然铜溶液颜色较深，影响终点观察，可再加混合酸 15ml。

八、思考题

（1）重铬酸钾法测定二价铁离子含量时，滴定前为何需加入硫酸 – 磷酸混合液？

（2）原子吸收法测定铅含量时，供试品水煎液定容前为何需加入盐酸？

实验十　蒸制对黄芩成分含量的影响实验

一、实验目的

1. 掌握　蒸制法及对药物的影响。

2. 通过黄芩蒸制前后成分含量实验，说明黄芩炮制的意义。

二、实验原理

（1）蒸制是利用水蒸气加热药物的方法，借助于水蒸气的穿透力和热量，可以使药物中的一些成分在加热过程中和水分子的作用下发生变化，如水解、结构破坏、含量下降或产生新成分等，从而达到改变药物性味，产生新的功能，扩大临床适用范围，便于切制或使药物便于保存等炮制目的。采用蒸制法炮制黄芩，以此起到杀酶保苷的作用。黄芩在软化过程中，如用冷水处理，易变绿色。这是由于黄芩所含的酶在一定温度和湿度下，可酶解黄芩中的黄芩苷和汉黄芩苷，产生葡萄糖醛酸和两种苷元，即黄芩素和汉黄芩素。其中黄芩苷元为邻位三羟基黄酮，本身不稳定，容易被氧化成醌类物质而变绿，使疗效降低。黄芩苷的水解与酶的活性有关，以冷水浸，酶的活性最大。而采用蒸或燀等加热方法可破坏酶使其活性消失，有利于黄芩苷的保存。实验表明，黄芩经过蒸制或沸水煮既可杀酶保苷，又可使药物软化，便于切片，也可保证饮片质量和原有的色泽。

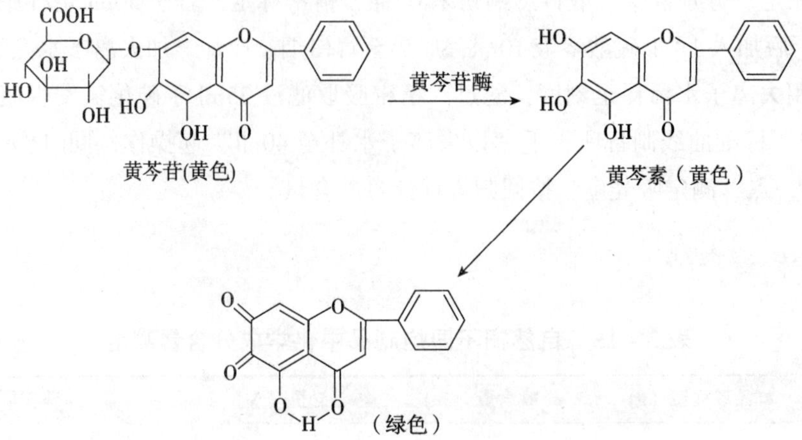

图 3 – 1　黄芩苷水解示意图

（2）按照《中国药典》（2015 年版）"黄芩"项下含量测定方法，采用 HPLC 对黄芩主要有效成分黄芩苷进行含量测定，分析比较黄芩蒸制对其主要有效成分黄芩苷的影响。

三、实验内容

（1）黄芩的炮制。
（2）黄芩不同炮制品中黄芩苷的含量测定。

四、实验器具和材料

1. 实验器具　高效液相色谱仪、C$_{18}$色谱柱、电子天平、筛子、蒸锅、电炉、铁架台；冷凝管、橡皮管、量筒、容量瓶、移液管等。

2. 实验材料　黄芩；黄芩苷对照品；甲醇、乙醇、磷酸、水等。

五、实验方法

1. 黄芩的炮制

（1）黄芩　取黄芩原药材除去杂质，洗净。大小分档，置蒸制容器内隔水加热，蒸至"圆汽"后半小时，质地软化，取出，趁热切薄片，干燥。

（2）冷浸黄芩　取黄芩原药材除去杂质，洗净，加水浸泡至质地软化，取出，切薄片，干燥。

2. 黄芩不同炮制品中黄芩苷的含量测定

（1）色谱条件与系统适用性试验　以十八烷基硅烷键合硅胶为填充剂；以甲醇 – 水 – 磷酸（47∶53∶0.2）为流动相；检测波长 280nm。理论板数按黄芩苷峰计算应不低于 2500。

（2）对照品溶液的制备　取在 60℃减压干燥 4 小时的黄芩苷对照品适量，精密称定，加甲醇制成每 1ml 含 60μg 的溶液，即得。

（3）供试品溶液的制备　取黄芩不同炮制品中粉约 0.3g，精密称定，加 70% 乙醇 40ml，加热回流 3 小时，放冷，滤过，滤液置 100ml 量瓶中，用少量 70% 乙醇分次洗涤容器和残渣，洗液滤入同一量瓶中，加 70% 乙醇至刻度，摇匀。精密量取 1ml，置 10ml 量瓶中，加甲醇至刻度，摇匀，即得。

（4）测定法　分别精密吸取对照品溶液与供试品溶液各 10μl，注入液相色谱仪，测定，即得。按干燥品计，分别计算黄芩不同炮制品中黄芩苷的百分含量。

六、实验结果

表 3 – 16　黄芩不同炮制品中黄芩苷的含量测定

样品组	样品取样量（g）	黄芩苷含量（%）
黄芩		
冷浸黄芩		

七、注意事项

（1）黄芩药材应大小分档炮制。
（1）实验操作时，样品及对照品应平行进行，否则影响实验结果。

八、思考题

（1）何种软化方法能够提高黄芩饮片质量？
（2）黄芩蒸制前后黄芩苷含量有何不同？

实验十一　煮制川乌质量评价实验

一、实验目的

1. 掌握　煮制法及对药物的影响。
2. 通过川乌煮制前后质量评价实验，说明川乌炮制的意义。

二、实验原理

（1）煮制是通过加热水或加辅料煮制药物的方法改变毒性药物的成分及药性，以降低毒性或缓和药性等。采用煮法炮制生川乌，可以降低毒性，以供内服，用于风寒湿痹，关节疼痛，心腹冷痛，寒疝作痛及麻醉止痛。川乌的主要成分为生物碱，炮制后毒性降低的程度，主要取决于毒性强的双酯型生物碱的水解程度。生川乌所含的双酯型生物碱性质不稳定，遇水、加热容易被水解，使极毒的双酯型乌头碱 C_8 位上的乙酰基水解，生成苯甲酰单酯型生物碱：苯甲酰乌头胺（乌头次碱，Benzoylaconine）、苯甲酰中乌头胺（Benzoylmesaconine）、苯甲酰次乌头胺（Benzoylhypaconine）。其毒性为双酯型乌头碱的 $1/200 \sim 1/500$。再进一步水解，使 C_{14} 位上的苯甲酰基水解，生成氨基醇型乌头原碱类：乌头胺（乌头原碱，Aconine）、中乌头胺（Mesaconine）、次乌头胺（Hypaconine）。其毒性仅为双酯型乌头碱的 $1/2000 \sim 1/4000$。另一原因可能是炮制过程中脂肪酰基取代了 C_8 位上的乙酰基，生成酯碱，从而降低了毒性。川乌炮制后采用煮法或蒸法炮制乌头都能促进水解反应，从而达到降低毒性的目的。

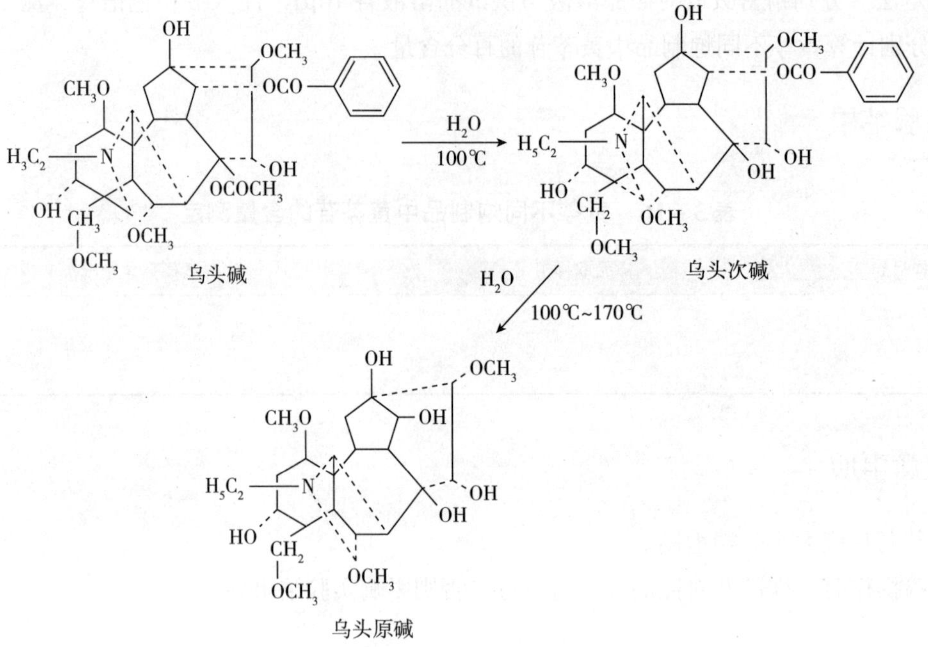

图 3 - 2 乌头碱水解示意图

（2）采用 HPLC 对川乌不同炮制品中双酯型乌头碱及醇胺型乌头原碱的含量进行测定，分析比较川乌煮制对其主要成分生物碱的影响。

三、实验内容

（1）川乌的炮制。
（2）川乌不同炮制品中双酯型乌头碱的含量测定。
（3）川乌不同炮制品中醇胺型乌头原碱的含量测定。

四、实验器具和材料

1. 实验器具 高效液相色谱仪、超声提取仪、旋转蒸发仪、水分测定仪、电热干燥箱、恒温水浴锅蒸锅；锅铲、煤气灶（或其他加热电器）；搪瓷盘、切药刀、三号筛等。

2. 实验材料 生川乌；0.45μm 微孔滤膜、乌头碱对照品、次乌头碱对照品、新乌头碱对照品、苯甲酰乌头原碱对照品、苯甲酰次乌头原碱对照品、苯甲酰新乌头原碱对照品；乙腈、四氢呋喃（均为色谱纯）；醋酸铵、乙醇、氨水、异丙醇、三氯甲烷、乙酸乙酯、冰醋酸等（均为分析纯）；重蒸水等。

五、实验方法

1. 川乌的炮制 取净川乌，大小个分开，用水浸泡至内无干心，取出，加水煮沸 4 ~ 6h（或蒸 6 ~ 8h）至取个大及实心者切开内无白心，口尝微有麻舌感时，取出，晾至六成干，切厚片，干燥，即得。

2. 川乌不同炮制品中双酯型乌头碱的含量测定

（1）色谱条件与系统适用性试验 以十八烷基硅烷键合硅胶为填充剂，以乙腈 - 四氢呋喃（25:15）为流动相 A，以 0.1mol/L 醋酸铵溶液（每 1000ml 加冰醋酸 0.5ml）为流动相 B，梯度洗脱，洗脱程序见表 3 - 17；检测波长为 235nm，理论塔板数按新乌头碱峰计算应不低于 2000。

表 3 – 17　梯度洗脱程序

时间（min）	流动相 A（%）	流动相 B（%）
0 ~ 48	15→26	85→74
48 ~ 49	26→35	74→65
49 ~ 58	35	65
58 ~ 65	35→15	65→85

（2）对照品溶液的制备　取乌头碱对照品、次乌头碱对照品、新乌头碱对照品适量，精密称定，加异丙醇 – 三氯甲烷（1∶1）混合溶液分别制成每 1ml 含乌头碱 50μg、次乌头碱和新乌头碱各 0.15mg 的混合溶液，即得。

（3）供试品溶液的制备　取炮制品粉末（过三号筛）约 2g，精密称定，置具塞锥形瓶中，加氨试液 3ml，精密加入异丙醇 – 乙酸乙酯（1∶1）混合溶液 50ml，称定重量，超声处理（功率 300W，频率 40kHz；水温在 25℃以下）30min，放冷，再称定重量，用异丙醇 – 乙酸乙酯（1∶1）混合溶液补足减失的重量。摇匀，滤过。精密量取续滤液 25ml，40℃以下减压回收溶剂至干，残渣精密加入异丙醇 – 三氯甲烷（1∶1）混合溶液 3ml 溶解，滤过，取续滤液，即得。

（4）测定法　分别精密吸取对照品溶液与供试品溶液各 10μl，注入液相色谱仪，测定，即得。按干燥品计，分别计算川乌不同炮制品中含乌头碱、次乌头碱、新乌头碱的百分含量。

3. 川乌不同炮制品中醇胺型乌头原碱的含量测定

（1）色谱条件与系统适用性试验　同"双酯型乌头碱的含量测定"方法。

（2）对照品溶液的制备　取苯甲酰乌头原碱对照品、苯甲酰次乌头原碱对照品、苯甲酰新乌头原碱对照品适量，精密称定，加异丙醇 – 三氯甲烷（1∶1）混合溶液分别制成每 1ml 含苯甲酰乌头原碱和苯甲酰次乌头原碱 50μg、苯甲酰新乌头原碱 0.3mg 的混合溶液，即得。

（3）供试品溶液的制备　同"双酯型乌头碱的含量测定"方法。

（4）测定法　同"双酯型乌头碱的含量测定"方法。按干燥品计，分别计算川乌不同炮制品中含苯甲酰乌头原碱、苯甲酰次乌头原碱、苯甲酰新乌头原碱的百分含量。

六、实验结果

表 3 – 18　川乌不同炮制品中生物碱的含量测定

样品组	取样量（g）	双酯型乌头碱含量（%）	氨基醇型乌头原碱含量（%）
生川乌			
制川乌			

七、注意事项

（1）生川乌属于毒性中药管理品种，毒性非常大，因此在实验过程中应该严格进行管理，实验前领取药材及实验完毕交还制川乌时，均需称重量并进行登记，严禁私自处理。

（2）炮制制川乌时，注意火候，至取个大及实心者切开内无白心，口尝微有麻舌感时，取出。

（3）生川乌及制川乌均应按干燥品计算含量。为了节约实验时间，可采用同一快速水分测定仪进行测定两种炮制品的水分。

八、思考题

（1）川乌煮制过程中双酯型乌头碱及氨基醇型乌头原碱的含量有何变化？

（2）若采用蒸制法代替煮制法炮制川乌，蒸制的压力、温度及时间等因素对双酯型乌头碱及氨基醇型乌头原碱的含量有何影响？

实验十二　焯制苦杏仁质量评价实验

一、实验目的

1. 掌握焯制法及对药物的影响。
2. 通过苦杏仁焯制前后质量评价实验，明确苦杏仁焯制目的及其炮制原理。

二、实验原理

焯制是在沸水中短时间浸煮的方法，主要在于破坏一些药物中的酶、毒蛋白，同时也有利于分离药用部分。苦杏仁，味苦，性微温，有小毒，归肺、大肠经。具有止咳平喘、润肠通便的功效，用于咳嗽痰多、肠燥便秘等。苦杏仁中的止咳平喘主要有效成分是苦杏仁苷（amygdalin），在一定的温度和湿度条件下，苦杏仁苷易被共存的苦杏仁苷酶（amygdalase）水解，生成野樱苷（prunasin），野樱苷在野樱苷酶作用下生成杏仁腈，杏仁腈不稳定，遇热易分解为苯甲醛和氢氰酸，故剂量过大或使用不当易中毒。

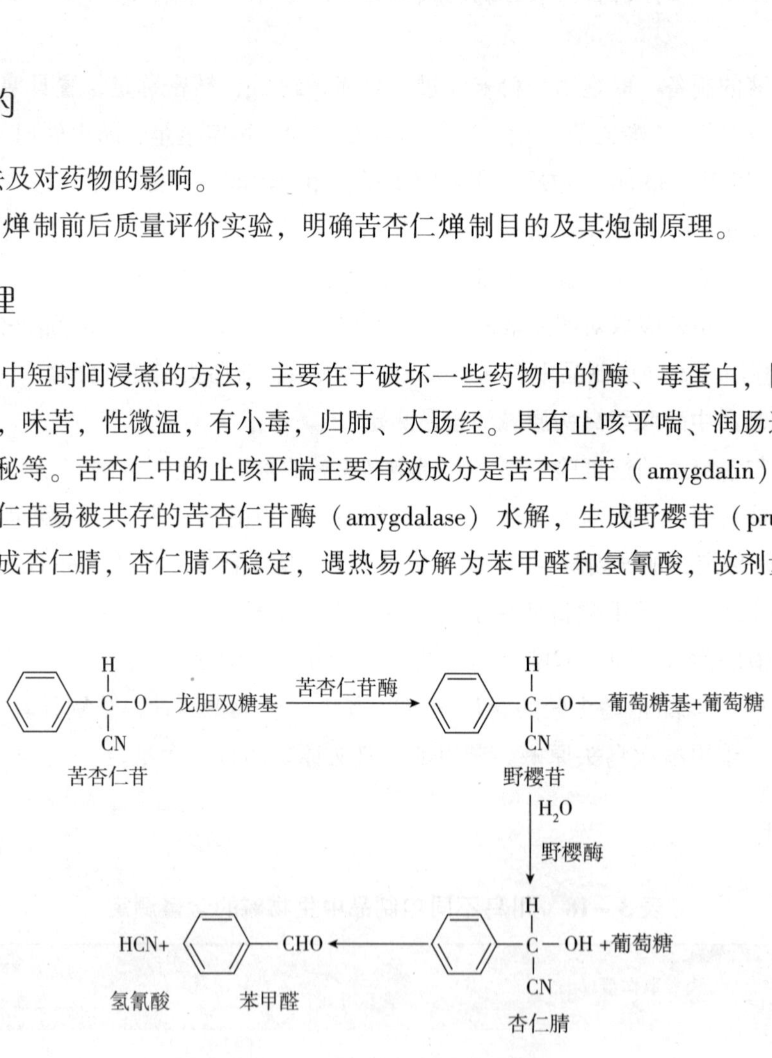

图 3 - 3　苦杏仁苷水解示意图

焯法炮制能破坏苦杏仁酶的活性，增加了苦杏仁苷的稳定性，保证用药安全有效。本实验利用生品中苦杏仁苷被苦杏仁酶水解生成氰氢酸，接触苦味酸钠试纸，发生还原反应，生成异紫酸钠显砖红色，而制品则不显砖红色的苦味酸钠试验，定性检测苦杏仁中酶的活性。同时采用 HPLC 进行苦杏仁苷的含量测定。

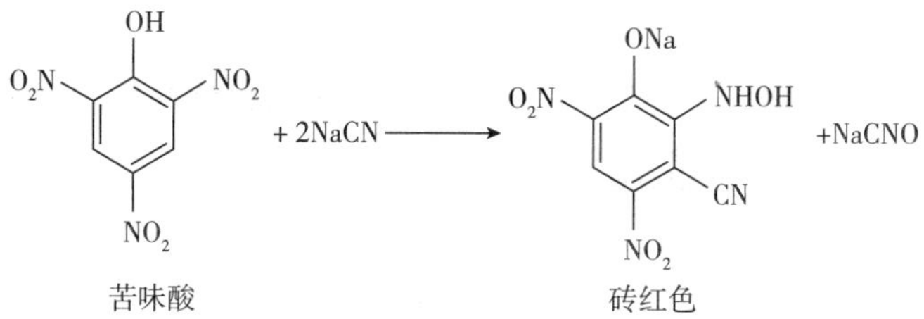

图 3 - 4　苦味酸显色反应示意图

三、实验内容

（1）苦杏仁的炮制。

（2）苦杏仁不同炮制品中的酶活性检验。

（3）苦杏仁不同炮制品中苦杏仁苷含量测定。

四、实验器具和材料

1. 实验器具　高效液相色谱仪、电磁炉、不锈钢锅、托盘天平、筛子、烧杯、量筒、乳钵、具塞试管、恒温水浴锅、超声波清洗仪、电子天平（1/0000）等。

2. 实验材料　苦杏仁、苦味酸试纸、碳酸钠溶液、甲醇、乙腈、磷酸等。

五、实验方法

1. 苦杏仁的炮制　取净苦杏仁置 10 倍量沸水中略煮，加热约 5min，至种皮微膨起即捞起，用凉水浸泡，取出，搓开种皮与种仁，干燥，筛去种皮。用时捣碎。

2. 苦杏仁不同炮制品中的酶活性检验

（1）取苦杏仁生品数粒，加水共研，有苯甲醛的特殊香气。

（2）取生、焯苦杏仁粗粉约 0.5g，分别放入两支试管中，加水数滴使之湿润，在试管口分别悬挂一条用碳酸钠试液润湿过的苦味酸试纸，用软木塞塞紧，将试管置 40～50℃ 的水浴中加热。观察生品和制品的颜色反应。

3. 苦杏仁不同炮制品中中苦杏仁苷含量测定

（1）色谱条件与系统适用性试验　C_{18} 色谱柱（4.6mm×250mm，5μm），流动相为乙腈 - 0.1% 磷酸水（8:92），流速为 1.0ml/min，柱温为 35℃，检测波长为 207nm，进样体积为 10μl。

（2）对照品溶液的制备　精密取苦杏仁苷对照品适量，加甲醇配制成质量浓度 4.0mg/L 的苦杏仁苷对照品溶液。

（3）供试品溶液的制备　分别取生苦杏仁，焯苦杏仁粗粉（过二号筛）各 0.25g，精密称定，置具塞锥形瓶中，加入甲醇 25ml，称重。超声处理（功率 250W，频率 50kHz）30min，放冷，再称重，用甲醇补足失重，摇匀，过滤，取续滤液 5ml 置 50ml 容量瓶中，加 50% 甲醇稀释至刻度，摇匀，过 0.45μm 滤膜，即得供试品溶液。

（4）测定法　取各供试品溶液各 10μl 进样分析，测定，即得。按干燥品计，分别计算出苦杏仁不同炮制品中苦杏仁苷的百分含量。

六、实验结果

表 3 – 19　苦杏仁不同炮制品中中苦杏仁苷含量测定

样品组	取样量（g）	苦杏仁苷含量（%）
生苦杏仁		
燀苦杏仁		

七、注意事项

（1）燀制时温度要高，一定要水沸后投药。

（2）应控制适宜的水量和时间。水量为 10 倍以上；加热时间以 5～10min 为宜，时间短则不足以完全破坏酶，时间长则造成苦杏仁苷的损失。

（3）燀后宜当天晒干或低温烘干。

八、思考题

（1）苦杏仁苷酶活性检验原理是什么？

（2）燀制苦杏仁的炮制原理是什么？

实验十三　清半夏炮制降低毒性的评价实验

一、实验目的

1. 掌握　复制法及对药物的影响。

2. 通过半夏用白矾炮制前后毒性评价实验，说明半夏炮制的意义。

二、实验原理

（1）清半夏的炮制，采用8%白矾水溶液浸泡半夏，可以降低半夏的刺激性、毒性，经过白矾溶液浸泡后的半夏，口尝稍有或无麻辣感，对家兔眼结膜刺激性急剧下降，其毒性也下降。

（2）半夏的刺激性毒性成分，是半夏中具有特殊针样晶形的针晶，存在于半夏的黏液细胞中。半夏的针晶显微镜下可以看到两种类型：短针晶和长针晶，以长针晶为主，极细长。电镜下（20000×）可以看到针晶表面有倒刺，两头尖锐，中间凹槽，直径 0.5μm 以下，长 130μm 左右。半夏的针晶是复合物，由草酸钙、蛋白和微量糖类成分组成。该针晶具有强烈的刺激性及毒性，产生的原因是由于针晶对机体黏膜组织细胞的物理刺激导致刺痛，加上针晶中蛋白的化学刺激导致肿胀麻木，共同作用形成半夏特殊的刺激性毒性。浸泡半夏的白矾溶液 pH 为 3 左右，白矾溶液中的 Al^{3+} 能够络合针晶含有的不溶性草酸钙的 $C_2O_4^{2-}$，成为草酸铝络合物，使得支撑针晶刚性不溶性的草酸钙被溶解，针晶的针样晶形和倒刺等结构被破坏，产生物理性刺激的刚性载体被破坏；同时白矾中的 $KAl(SO_4)_2$ 可以使针晶中的蛋白变性，针晶的化学刺激消除，两方面的作用导致半夏的刺激性毒性成分破坏而降低刺激性毒性。

$$nC_2O_4^{2-} + Al^{3+} + mH_2O \rightarrow [Al(C_2O_4)n]^{(2n-3)} \cdot mH_2O$$

（3）利用家兔眼结膜刺激的模型可以直接观察生半夏及半夏的刺激性毒性成分晶针对黏膜的刺激性作用，将半夏的粉末混悬液和半夏纯针晶混悬液直接滴入家兔眼中，由于半夏草酸钙针晶的尖锐针刺可以直接刺入家兔眼结膜的黏膜细胞，同时针晶中蛋白的化学刺激加重眼结膜水肿、分泌物增多，在30min到2h之内可以清晰地观察到生半夏药材粉末和从半夏中提取获得的刺激性毒性成分（针晶）对家兔眼结膜的强烈刺激性作用，采用客观评分的方法进行打分可以评价刺激性的强弱。同时采用半夏的水提取物、淀粉混悬液进行对照比较刺激的强弱。

（4）由于半夏的针晶不溶于水及有机溶剂，通过对样品的预处理，先将样品中可溶性的草酸盐去除，再通过酸处理使针晶中草酸钙转化为草酸（$CaC_2O_4 + 2HCl = CaCl_2 + H_2C_2O_4$），生成1mol草酸需要1mol草酸钙，据此利用RP – HPLC进行草酸钙含量测定。草酸在200~210nm具有末端吸收，选择205nm作为测定波长，十八烷基硅烷键合硅胶为填充剂的色谱柱 C_{18}（4.6mm×250mm，5μm），流动：0.5% KH_2PO_4 – 0.5mmol/L TBA（四丁基铵盐）水溶液（pH = 2.0），流速0.8ml/min，柱温28℃，以标准草酸作为对照品制备标准曲线，测定草酸的含量并换算成半夏药材中针晶的不溶性草酸钙的含量。

三、实验内容

（1）清半夏的炮制。
（2）半夏中刺激性毒针晶的提取与显微观察。
（3）半夏不同炮制品及毒性成分对家兔眼结膜刺激性实验。
（4）半夏不同炮制品毒针晶的含量测定。

四、实验器具和材料

1. 实验器具 高效液相色谱仪、超声波清洗机、光学显微镜、烘箱、真空干燥箱、减压泵、离心机（0~5000r/min）、恒温水浴锅、电子天平、C_{18}色谱柱；研钵、研锤、烧杯（250ml）、载玻片、抽滤瓶、酸度计、聚氟乙烯离心管（10ml）、40目筛、200目筛、兔盒、胶头滴管、垂熔玻璃滤器、微孔滤膜、具塞锥形瓶等。

2. 实验材料 生半夏、半夏鲜品、白矾；石油醚、纱布、蒸馏水、盐酸、磷酸、色谱纯甲醇、重蒸馏水、草酸基准试剂、10%四丁基氢氧化铵、磷酸二氢钾、生理盐水、聚偏氟乙烯微孔滤膜（0.45μm）等。

3. 实验动物 健康大耳白家兔，体重1.5~2kg。

五、实验方法

1. 清半夏的炮制 取生半夏，大小分档，用清水浸泡，加水量以淹没药材为度，浸泡至内无干心，按照《中国药典》（2015年版）一部清半夏项下的炮制方法加入8%白矾水溶液，继续浸泡至无干心，口尝无刺激麻辣感，取出，置烘箱中，80℃干燥。可将白矾溶液的温度提高至30℃，以缩短浸泡的时间。

2. 半夏中刺激性毒针晶的提取与显微观察

（1）针晶的提取 取半夏鲜品约80g，置研钵中，加入一定量的石油醚研磨，当石油醚变浑浊时，将上层石油醚混悬液转入具塞锥形瓶中加盖，反复上述过程约10次以上。上述混悬液，置载玻片上，光学显微镜（20×10，40×10）下观察见大量的细长针晶，混悬液用有机微孔滤膜滤过（滤膜孔径0.45μm），石油醚少量多次洗涤，40℃以下真空干燥，得到纯白色针晶粉末，口尝具有强烈的刺痛感。

（2）针晶白矾溶液的制备　精密称取纯针晶 50mg，加入 8% 白矾溶液 2ml，配制成 2.5%（mg/ml）的针晶混悬液，放置，过夜。备用。

3. 半夏不同炮制品及毒性成分对家兔眼结膜刺激性实验

（1）供试品液的制备　①半夏炮制前后的样品制备：分别称取生半夏和清半夏粉末（过 200 目筛）各 1g，用生理盐水配制成 20% 的混悬液。②针晶混悬液的制备：精密称取纯针晶约 50mg，加生理盐水配制成 2.5% 的针晶混悬液。③白矾炮制针晶溶液的制备：取上述以白矾溶液浸泡的针晶混悬液离心，取沉淀，以"针晶混悬液"同体积的生理盐水配制成混悬液，备用。④淀粉溶液的制备：取过 200 目筛的药用淀粉，以生理盐水配制成 20% 的混悬液，备用。

上述各样品均调节 pH，使溶液呈中性（pH = 7.0）。

（2）口尝法比较半夏炮制前后刺激性　取半夏炮制前后的样品粉末（5～10mg），分别置于舌尖前 1/3 处，轻轻咀嚼约 10s，吐掉。30s 至 1min 后感觉无刺痛感和口舌肿胀麻木感，取纯针晶少量（1～2mg）白矾浸泡针晶的沉淀少量，按照炮制粉末的口尝方式进行，口尝的实验按照清半夏，白矾溶液浸泡过的针晶的沉淀，生半夏，纯针晶顺序进行。生半夏，纯针晶因均会产生强烈的刺痛麻辣感，进行口尝实验时，需等到前一种样品麻辣感消失后再进行另一种样品的口尝实验。

（3）半夏炮制品和针晶对家兔结膜的刺激性实验　将体重约 1.5kg 的健康家兔固定在兔笼，将各样品混悬液滴加到各兔左眼中，兔右眼作为对照，滴加 20% 的淀粉混悬液。每只眼 2 滴，轻轻闭合上下眼睑，注意不要使药液溢出，轻揉，使药液与眼结膜充分接触，3min 后，用生理盐水 30～40ml 冲洗眼睛至眼中无任何异物，半小时后比较眼结膜的变化情况，并根据表 3－20 评分，无刺激 0～2 分，轻度刺激 3～5 分，中度刺激 6～8 分，重度刺激 9～10 分。

表 3－20　家兔眼结膜刺激程度评分标准

水肿程度	得分	充血	得分	分泌物	得分
无水肿	0	血管正常	0	无分泌物	0
轻微水肿	1	血管充血呈鲜红色	1	少量分泌物	1
明显水肿，伴部分眼睑外翻	2	血管充血呈深红色，血管不易分辨	2	分泌物使眼睑和睫毛潮湿或黏浊	2
水肿至眼睑近半闭合	3	弥漫性充血，呈紫红色	3	分泌物使整个眼区潮湿或黏浊	3
水肿至眼睑超过半闭合	4				

4. 半夏不同炮制品毒针晶的含量测定

（1）色谱条件及系统适用性实验　以十八烷基硅烷键合硅胶为填充剂，流动相 0.5% KH_2PO_4－0.5mmol/L TBA（四丁基铵盐）水溶液，以磷酸调节 pH 至 2.0，流速 0.8ml/min；检测波长 210nm；柱温 30℃。理论板数以草酸峰计算不低于 3000。

（2）对照品溶液的制备　取水合草酸对照品约 14mg，精密称定置于 50ml 容量瓶中，加蒸馏水溶液稀释至刻度，摇匀，使草酸浓度为 0.2mg/ml，作为对照品溶液。

（3）供试品溶液的制备　分别取清半夏和生半夏样品粉末（过 40 目筛）约 0.1g，精密称定，分别置玻璃容器中，各加入 3ml 蒸馏水混匀，震荡 5min，然后置 60℃ 水浴加热并搅拌 10min，3000r/min 离心 5min，弃上清液。沉淀以热水洗涤 2 次，每次 2ml，离心，弃上清液。取沉淀，加盐酸溶液（1:1）0.2ml，纯水 3ml 混匀，置 70℃ 水浴加热搅拌 10min，离心，条件同上，分离沉淀与上清液，沉淀继续用 0.1mol/L 盐酸，同上法置 "70℃ 水浴加热" 起处理 2 次，每次 2ml，离心，合并上清液，置 10ml 容量瓶，纯水定容至刻度。

（4）测定法　每个样品进样 10μl 按上述色谱条件测定草酸峰面积，根据标准曲线计算草酸含量并换算成草酸钙含量。草酸基准试剂分子量为 126.07，针晶以草酸钙计，草酸钙（CaC$_2$O$_4$·H$_2$O），分子量为 146.12。

六、实验结果

表 3-21　半夏炮制前后毒性刺激性比较

样品组	口尝比较刺激性	家兔眼结膜刺激程度评分
半夏针晶		
清半夏		

表 3-22　半夏不同炮制品毒针晶的含量测定

样品组	取样量（g）	毒针晶含量（%）
生半夏		
清半夏		

七、注意事项

（1）半夏鲜品具有较强的刺激性，在提取针晶时要戴橡胶手套操作。因针晶中含有蛋白类成分，对针晶进行干燥时要低温操作，温度一般不要超过 40℃。

（2）四丁基氢氧化铵为强碱性溶液，配制流动相时，注意防护。家兔眼结膜实验时，样品溶液应采用生理盐水配制，且要注意调节样品溶液的 pH 近中性；样品溶液再滴入兔眼前要充分振摇混匀，尤其是针晶混悬液、生半夏粉末混悬液、炮制品粉末混悬液要充分混悬，滴入的药液量以及冲洗时生理盐水用量每个家兔的眼睛要保持一致，以便可以平行比较实验结果。

八、思考题

（1）半夏炮制前后针晶含量、家兔眼结膜刺激性实验及显微观察、口尝等结果，说明半夏炮制意义？

（2）为何测得的草酸钙含量可以代表半夏中针晶的含量？

（3）白矾能使半夏中的针晶含量下降，分析其原因？

实验十四　制霜对巴豆成分的影响实验

一、实验目的

1. 掌握　制霜的炮制方法及对药物的影响。

2. 通过巴豆制霜前后脂肪油的含量测定实验，说明巴豆炮制的意义。

二、实验原理

某些种子类药物经过适当加热、压榨去油等处理，制成松散的粉末，以缓和药性或降低毒性。巴豆有大毒，生巴豆毒性强烈，仅供外用蚀疮。巴豆去油制霜后，能降低毒性，缓和泻下作用。巴豆毒性成分是其所含的毒性蛋白及脂肪油，巴豆制霜可以去除一部分脂肪油，加热可以破坏毒性蛋白，从而使其毒性降低。另外，对其有效成分巴豆苷进行含量控制，以保证巴豆霜临床使用安全有效。

三、实验内容

（1）巴豆霜的炮制。

（2）巴豆制霜前后脂肪油及巴豆苷的含量测定。

四、实验器具和材料

1. 实验器具　高效液相色谱仪、C_{18}色谱柱、超声波清洗器、电子天平、水浴锅；蒸制工具、压榨工具、研钵、纱布；索氏提取器、蒸发皿、具塞锥形瓶、滤纸、脱脂棉等。

2. 实验材料　巴豆、巴豆苷对照品、乙醚等。

五、实验方法

1. 巴豆霜的炮制　取巴豆，去壳。取净巴豆仁，碾成泥状，布包严，蒸至上大气30min。取出，压榨去油，再蒸再压。如此反复几次，至药物松散成粉末，不再粘结成饼为度。或取净巴豆仁碾细，测定脂肪油含量，加适量淀粉稀释，使脂肪油含量符合规定，混匀，即得。

2. 巴豆制霜前后脂肪油及巴豆苷的含量测定

（1）脂肪油的含量测定　取本品约5g，精密称定，置索氏提取器中，加乙醚100ml，加热回流提取（6~8h）至脂肪油提尽，收集提取液，置已干燥至恒温的蒸发皿中，在水浴上低温蒸干，在100℃干燥1h，置于干燥器中，冷却30min，精密称定，计算，即得。以干燥品计，巴豆制霜前后含脂肪油的百分含量。

（2）巴豆苷的含量测定　①色谱条件与系统适用性试验：以十八烷基硅烷键合硅胶为填充剂；以乙腈-甲醇-水（1：4：95）为流动相；检测波长为292nm。理论板数按巴豆苷峰计算应为不低于5000。②对照品溶液的制备：取巴豆苷对照品适量，精密称定，加水制成每1ml含60μg的溶液，即得。③供试品溶液的制备：取本品约0.15g，精密称定，置索氏提取器中，加乙醚50ml，加热回流3h，弃去乙醚液，药渣挥干溶剂，连同滤纸筒移入具锥形瓶中，精密加入水50ml，称定重量，超声处理（功率300W，频率24kHz）20min，放冷，再称定重量，用水补足减失的重量，摇匀，滤过，即得。④测定法：分别精密吸取对照品溶液与供试品溶液各10μl，注入液相色谱仪，测定，即得。以干燥品计，巴豆制霜前后含巴豆苷的百分含量。

六、实验结果

表3-23　巴豆制霜前后脂肪油及巴豆苷的含量测定

样品组	样品取样量（g）	脂肪油含量（%）	巴豆苷含量（%）
生巴豆			
巴豆霜			

七、注意事项

（1）制备巴豆霜要注意劳动保护，应戴口罩、手套，实验用具应及时洗刷干净。

（2）加入乙醚量不得超过烧瓶的 2/3。挥发乙醚时，水浴温度以 40℃ 为宜，温度太高，易溢出。蒸发皿必须将乙醚在水浴上完全挥尽后，才能放入烘箱内。

八、思考题

（1）巴豆制霜方法有哪些？何进一步改进？

（2）如何控制巴豆霜的质量？

第四章　中药炮制设计性实验

　　传统中药炮制实验模式的实验内容多为理论教学的验证。教学方法主要是由教师将实验器具准备齐全，根据"实验指导"详细讲解实验目的、实验原理、操作步骤、注意事项等，学生依据"实验指导"中的步骤进行操作，观察实验现象，记录实验过程，最后按要求将实验中观察的各种数据进行处理，得出结论，撰写实验报告。验证性实验的教学目的是通过实验检验已学过的理论知识，加深对理论知识的理解和掌握。

　　综合设计性实验有别于传统的中药炮制实验模式，综合性体现在实验内容不局限于中药炮制本身，已扩展到中药学各专业知识、实验基础知识和实验基本技能，因而具有实验内容的复合性，实验手段与方法的多样性的特点。设计性体现在该实验是由教师指定实验项目的范围、实验目的和实验要求，由学生自行设计实验方案、确定实验条件、选择实验器材、加以实施并对结果进行综合分析处理。中药炮制设计性实验不仅要求学生综合多学科知识和多种实验原理、方法、手段来设计实验方案，还要求学生运用已有的专业知识去发现、分析和解决问题。其目的在于培养学生掌握科研设计实验的方法和步骤，激发学生学习的主动性、创造性，提高学生自主学习能力、认识能力，开拓学生的创新意识。

　　设计性实验开展的关键在于实验规定项目中具体实验课题的选择，对于中药炮制学设计性实验而言，其选题内容广泛，涉及到不同炮制方法的比较研究、炮制工艺的优选研究、饮片质量的评价方法研究、饮片质量标准的研究、炮制前后化学成分的比较研究、传统炮制经验的科学内涵研究、炮制程度对饮片质量的影响研究、饮片的指纹图谱研究、炮制前后毒性的比较研究、炮制前后药效的比较研究、炮制前后成分变化与毒性和药效的相关性研究等。需要遵循中医药理论知识，综合中药炮制、化学、药理、数理统计分析等多学科知识，进行实验设计，充分体现其科学性、创新性及可行性。选择的实验项目要充分考虑所在实验室能提供的实验材料、仪器设备及其他相关的实验条件是否具备，不能好高骛远，防止出现因条件所限实验设计不能完成的窘境。

　　实验设计是实验研究所涉及的各项基本问题的合理安排。严密合理的实验设计是顺利进行研究工作的保证，同时也能最大限度地减少实验误差以获得精确可靠的实验结论。实验设计涉及到的各方面的内容，都要从科学研究的角度认真思考确定。例如：①对于选用什么样的药材进行炮制品的制备的问题，要考虑是否为药典规定品种，并且应符合药典规定的质量要求。在设计时需考虑是否鉴定品种，如何鉴定？是否需要考察药材的质量？按照什么方法检测？按照什么标准评价其质量？②对于炮制样品的制备问题，首先要确定中药的炮制方法，在制备炮制品时是否需要控制炮制条件，如何控制？如何确保实验结果的重复性和准确度？③对于饮片质量的评价，既要考虑传统质量要求，又要考虑现代质量评价指标的选择，确定所选择指标的具体的实验方法与步骤，供试液制备及检测批次？是否进行方法学考察？如何计算含量？如何进行数据处理等均应在实验设计时考虑周全，以保证实验结果的科学性和可靠性。④对于毒性和药效实验，除基本要求外，还应考虑所选用的供试液的制备方法是否使中药饮片的成分产生变化，该变化是否影响结果的准确性和可靠性。如做川乌的毒性实验时，选择常规水煎煮的方法制备供试液，则可能因煎煮过程中生川乌的毒性成分双酯型生物碱已经发生了水解，使毒性显著降低，而测不出 LD_{50}，得出生川乌无毒的错误结论。

实验一　制何首乌饮片综合设计性实验

一、实验目的

1. 掌握　中药炮制综合设计性实验的目的、要求与思路；文献查阅的方法、文献综述和科研论文的撰写方法。

2. 通过实验掌握何首乌的炮制方法、原理及意义；通过分组开展各项实验设计和研究工作，培养学生的团队合作精神及协作意识。

3. 提高学生对中药知识的综合应用能力，分析和解决问题的能力。

二、实验设计指导

1.《中国药典》（2015 年版）收载制何首乌内容概述　何首乌为蓼科植物何首乌 *Polygonum multiflorum* Thunb. 的干燥块根。秋、冬二季叶枯萎时采挖，削去两端，洗净，个大的切成块，干燥。

（1）何首乌饮片　为何首乌的炮制加工品。

【炮制】除去杂质，洗净，稍浸，润透，切厚片或块，干燥。本品呈不规则的厚片或块。外表皮红棕色或红褐色，皱缩不平，有浅沟，并有横长皮孔样突起及细根痕。切面浅黄棕色或浅红棕色，显粉性；横切面有的皮部可见云锦状花纹，中央木部较大，有的呈木心。气微，味微苦而甘涩。

【性味与归经】苦、甘、涩，微温。归肝、心、肾经。

【功能与主治】解毒，消痈，截疟，润肠通便。用于疮痈，瘰疬，风疹瘙痒，久疟体虚，肠燥便秘。

【含量测定】二苯乙烯苷　避光操作。照高效液相色谱法（药典通则0512）测定。

色谱条件与系统适用性试验　以十八烷基硅烷键合硅胶为填充剂；以乙腈 – 水（25∶75）为流动相；检测波长为320nm。理论板数按2，3，5，4′ – 四羟基二苯乙烯 – 2 – O – β – D – 葡萄糖苷峰计算应不低于2000。

对照品溶液的制备　取2，3，5，4′ – 四羟基二苯乙烯 – 2 – O – β – D – 葡萄糖苷对照品适量，精密称定，加稀乙醇制成每1ml 含0.2mg 的溶液，即得。

供试品溶液的制备　取本品粉末（过四号筛）约0.2g，精密称定，置具塞锥形瓶中，精密加入稀乙醇25ml，称定重量，加热回流30min，放冷，再称定重量，用稀乙醇补足减失的重量，摇匀，静置，上清液滤过，取续滤液，即得。

测定法　分别精密吸取对照品溶液与供试品溶液各10μl，注入液相色谱仪，测定，即得。

本品按干燥品计算，含2，3，5，4′ – 四羟基二苯乙烯 – 2 – O – β – D – 葡萄糖苷（$C_{20}H_{22}O_9$）不得少于1.0%。

结合蒽醌　照高效液相色谱法（药典通则0512）测定。

色谱条件与系统适用性试验　以十八烷基硅烷键合硅胶为填充剂；以甲醇 – 0.1%磷酸溶液（80∶20）为流动相；检测波长为254nm。理论板数按大黄素峰计算应不低于3000。

对照品溶液的制备　取大黄素对照品、大黄素甲醚对照品适量，精密称定，加甲醇分别制成每1ml 含大黄素80μg，大黄素甲醚40μg 的溶液，即得。

供试品溶液的制备 取本品粉末（过四号筛）约 1g，精密称定，置具塞锥形瓶中，精密加入甲醇 50ml，称定重量，加热回流 1h，取出，放冷，再称定重量，用甲醇补足减失的重量，摇匀，滤过，取续滤液 5ml 作为供试品溶液 A（测游离蒽醌用）。另精密量取续滤液 25ml，置具塞锥形瓶中，水浴蒸干，精密加 8% 盐酸溶液 20ml，超声处理（功率 100W，频率 40kHz）5min，加三氯甲烷 20ml，水浴中加热回流 1h，取出，立即冷却，置分液漏斗中，用少量三氯甲烷洗涤容器，洗液并入分液漏斗中，分取三氯甲烷液，酸液再用三氯甲烷振摇提取 3 次，每次 15ml，合并三氯甲烷液，回收溶剂至干，残渣加甲醇使溶解，转移至 10ml 量瓶中，加甲醇至刻度，摇匀，滤过，取续滤液，作为供试品溶液 B（测总蒽醌用）。

测定法 分别精密吸取对照品溶液与上述两种供试品溶液各 10µl，注入液相色谱仪，测定，即得。

结合蒽醌含量 = 总蒽醌含量 – 游离蒽醌含量。

本品按干燥品计算，含结合蒽醌以大黄素（$C_{15}H_{10}O_5$）和大黄素甲醚（$C_{16}H_{12}O_5$）的总量计，不得少于 0.10%。

（2）制何首乌饮片 为何首乌的炮制加工品。

【制法】取何首乌片或块，照炖法（药典通则 0213）用黑豆汁拌匀，置非铁质的适宜容器内，炖至汁液吸尽；或照蒸法（通则 0213），清蒸或用黑豆汁拌匀后蒸，蒸至内外均呈棕褐色，或晒至半干，切片，干燥。

每 100kg 何首乌片（块），用黑豆 10kg。

黑豆汁制法 取黑豆 10kg，加水适量，煮约 4h，熬汁约 15kg，豆渣再加水煮约 3h，熬汁约 10kg，合并得黑豆汁约 25kg。

【性状】本品呈不规则皱缩状的块片，厚约 1cm。表面黑褐色或棕褐色，凹凸不平。质坚硬，断面角质样，棕褐色或黑色。气微，味微甘而苦涩。

【性味与归经】苦、甘、涩，微温。归肝、心、肾经。

【功能与主治】补肝肾，益精血，乌须发，强筋骨，化浊降脂。用于血虚萎黄，眩晕耳鸣，须发早白，腰膝酸软，肢体麻木，崩漏带下，高脂血症。

【含量测定】二苯乙烯苷 避光操作。

取本品粉末（过四号筛）约 0.2g，精密称定，照何首乌药材 ［含量测定］ 项下的方法测定。

本品按干燥品计算，含 2，3，5，4′ – 四羟基二苯乙烯 – 2 – O – β – D – 葡萄糖苷（$C_{20}H_{22}O_9$）不得少于 0.70%。

游离蒽醌 照高效液相色谱法（通则 0512）测定。

色谱条件与系统适用性试验 以十八烷基硅烷键合硅胶为填充剂；以甲醇 – 0.1% 磷酸溶液（80∶20）为流动相；检测波长为 254nm。理论板数按大黄素峰计算应不低于 3000。

对照品溶液的制备 取大黄素对照品、大黄素甲醚对照品适量，精密称定，加甲醇分别制成每 1ml 含大黄素 80µg、大黄素甲醚 40µg 的溶液，即得。

供试品溶液的制备 取本品粉末（过四号筛）约 1g，精密称定，置具塞锥形瓶中，精密加入甲醇 50ml，称定重量，加热回流 1h，取出，放冷，再称定重量，用甲醇补足减失的重量，摇匀，滤过，取续滤液，即得。

测定法 分别精密吸取对照品溶液与供试品溶液各 10µl，注入液相色谱仪，测定，即得。

本品按干燥品计算，含游离蒽醌以大黄素（$C_{15}H_{10}O_5$）和大黄素甲醚（$C_{16}H_{12}O_5$）的总量计，不得少于 0.10%。

2. 何首乌综合设计性实验选题思路

（1）何首乌的炮制方法　何首乌饮片的炮制方法中未见水处理软化的工艺参数，切制规格包括厚片和块。文献报道制何首乌的炮制方法有清蒸和黑豆汁蒸两种蒸制方法、常压蒸和加压蒸两种加热方式，各方法有无差别？何首乌蒸制时要求使用非铁质容器，有无实验证实其原因等？

（2）何首乌生、制品的质量评价　饮片外观性状与其内在质量之间是否存在关联性？二苯乙烯苷、蒽醌类成分能否表明其有效性？有无更科学的何首乌饮片的质量评价方法？

（3）何首乌生、制品的药效评价　文献资料表明，何首乌的炮制原理不仅仅体现在增效上，还体现在减轻毒副作用，主要指对胃肠道的刺激引起腹泻等副作用。已采用的实验方法有哪些？如何设计才能体现在中医药理论指导下开展实验研究？

（4）何首乌生、制品的药性评价　中药炮生为熟引起的药性改变与其内在物质基础的变化有关。内在物质基础的变化包括量变和质变，单纯一种成分的变化并不能全面解释整个单味中药饮片功效的改变。在查阅文献时需注意采用什么方法研究炮制前后物质基础的变化能够基本表明炮制前后的物质基础变化情况，如何选择药效指标研究生、制品的功效改变阐明其炮制程度与药性改变的关系，寻找其药性改变的物质基础，进一步探讨其炮制原理。

三、实验要求

（1）通过对何首乌炮制方法及工艺研究的设计，掌握中药炮制方法及工艺优选的基本方法与思路。

（2）通过对制何首乌饮片质量研究的设计，掌握传统及现代中药饮片质量评价方法与思路。

（3）通过对生、制何首乌功效比较研究的设计，掌握何首乌饮片的主要药效评价方法与思路。

四、实验内容

1. 何首乌炮制相关文献查阅及实验项目综述撰写　通过查阅《中国药典》、各地《炮制规范》、查阅何首乌的文献资料，撰写何首乌饮片炮制研究进展综述，分析何首乌的炮制工艺、饮片质量评价、炮制化学和药理、炮制缓性、增效原理、临床应用的现状及发展趋势，找出存在的问题，明确研究目标，为实验方案设计奠定基础。

2. 分组制订何首乌炮制的设计性实验方案　在综合整理何首乌炮制相关文献的基础上，对何首乌相同问题感兴趣的学生 3~5 人自由组合，根据设计实验的要求及查阅资料的情况，并应用所学习的中药学专业知识围绕实验目标拟定和完善实验方案，论证方案的可行性，分析实验中可能出现的各种问题，形成实验方案（初稿）；以小组方式汇报实验方案，教师组织学生听取汇报，并针对方案设计的科学性、可行性、合理性、完整性、操作性等相关问题进行引导性的评价；学生根据教师的评价对方案进行修订，完成实验研究方案（修订稿）。此项工作以学生为主体，指导教师参与共同确定方案。各小组根据选定的实验课题研读相关文献资料，复习相关基础知识和实验技能，设计实验方案，然后各小组与指导教师共同讨论，确定合理可行的实验方案，作为实验研究的依据。

各组撰写的设计性实验方案报告应包括以下几方面。①课题名称：每个小组依据本小组需要解决何首乌炮制的问题及采用的方法提炼题目。②立题依据：包括何首乌炮制理论依据和实验依据两部分内容，主要说明做该实验研究的原因，采用该方法能达到实验目标的原因。③实验目的：即本次实验安排解决何首乌炮制的问题或应达到的目的，任何一个实验都要求有明确实验目的，但应注意目的不能过多，以 1~3 个实验目的为宜，并且通过选择的实验方法能够达到目标。④实验原理：主要简述所何首乌炮制采用方法的科学依据。⑤实验材料：包括何首乌药材来源、实验动物、试剂、试药、仪器、材料、对照品和对照物质等。⑥实验方法及操作步骤：为设计方案中的重点。如选择的题目为制首乌炮制工艺的优选，则应包括对何首乌的哪种炮制方法进行优选，炮制方法的依据，采用单因素还是多因素考察，采用正交实验法还是其他方法，各炮制工艺条件的因素和水平如何选择，确定关键工艺技术参数的因素及水平。若选择适宜的传统性状及化学成分为主要评价指标时，对传统性状如何评价，对选定的化学成分如何测定，是否需要进行方法学考察，供试液的制备方法，样品制备及检测批次以保证实验结果的准确。⑦数据处理：对检测的结果进行必要的数据处理，如含量计算、方差分析、综合评分等。⑧注意事项：为保证实验结果的准确、可靠，实验过程中需要注意的事项均在这里列出。⑨参考文献：主要列出本实验设计用到的文献，需要给出电子版便于查证。

3. 实验实施

（1）准备　学生依据实验方案（修订稿），向教学实验室管理部门提交所需试药和实验物品的清单，预订使用实验室和大型仪器的时间。

（2）实验　学生按照实验方案进行实验，并作好原始记录。根据实验的实际情况及出现的问题，及时与教师沟通，调整优化实验方案（终稿）。

（3）注意　①实验中应按照设计要求进行全程认真的观察，并及时准确全面地记进行录；②如发现预期之外的情况，可按原设计进行必要调整；③对实验结果必须进行全面地整理分析，对实验数据必须按统计学要求进行准确地处理。

4. 总结实验结果，完成实验报告　学生根据原始记录，分析、归纳、整理实验数据，讨论实验结果、实验中遇到的主要问题及自己认为的解决办法，并撰写实验报告。实验报告撰写要求：①检查设计性实验是否按设计要求完成，如未完成，应客观地、实事求是地找出原因，共同讨论实验结果的可信度；②实验结论应符合逻辑，是由实验结果推导而来，不能轻易下结论，以养成科学严谨的科研素质。认真讨论实验的经验教训，心得体会；③实验结果无论是符合预期还是与预期不符甚至相反，均需实事求是地分析讨论。

5. 实验分析与总结　同组同学对实验整个过程进行自我评价；指导教师从学生的实验原始记录、实验报告中找出普遍存在的问题进行集中分析，并对实验方案的合理性、实验操作的正确性及论文的写作情况等进行评价总结。

五、实验注意事项

（1）每组同学可选定本实验项下的单一研究方向进行实验设计。所设计的实验方案需合理可行，注意细节性及可操作性，需附有相应的文献资料作为支撑材料。

（2）实验方案中的工艺、质量、药效等评价指标，应充分体现与何首乌生制品的功能主治相一致的原则。

六、思考题

（1）请简述中药炮制研究的方法与思路。

（2）请阐述实验过程中的注意事项。

实验二 制草乌饮片综合设计性实验

一、实验目的

1. 掌握 中药炮制综合设计性实验的目的、要求与思路；文献查阅的方法、文献综述和科研论文的撰写方法。

2. 通过实验掌握草乌的炮制方法、原理及意义；通过分组开展各项实验设计和研究工作，培养学生的团队合作精神及协作意识。

3. 提高学生对中药知识的综合应用能力，分析和解决问题的能力。

二、实验设计指导

1.《中国药典》（2015 年版）收载制草乌内容概述 草乌为毛茛科植物北乌头 *Aconitum kusnezoffii* Reichb. 的干燥块根。

（1）草乌饮片 为草乌的炮制加工品。

【炮制】除去杂质，洗净，干燥。本品呈不规则长圆锥形，略弯曲，长 2 ~ 7cm，直径 0.6 ~ 1.8cm。顶端常有残茎和少数不定根残基，有的顶端一侧有一枯萎的芽，一侧有一圆形或扁圆形不定根残基。表面灰褐色或黑棕褐色，皱缩，有纵皱纹、点状须根痕及数个瘤状侧根。质硬，断面灰白色或暗灰色，有裂隙，形成层环纹多角形或类圆形，髓部较大或中空。气微，味辛辣、麻舌。

【性味与归经】辛、苦，热；有大毒。归心、肝、肾、脾经。

【功能与主治】祛风除湿，温经止痛。用于风寒湿痹，关节疼痛，心腹冷痛，寒疝作痛及麻醉止痛。

【用法与用量】一般炮制后用。

【注意】生品内服宜慎；孕妇禁用；不宜与半夏、瓜蒌、瓜蒌子、瓜蒌皮、天花粉、川贝母、浙贝母、平贝母、伊贝母、湖北贝母、白蔹、白及同用。

【含量测定】照高效液相色谱法（通则 0512）测定。

色谱条件与系统适用性试验 以十八烷基硅烷键合硅胶为填充剂；以乙腈 – 四氢呋喃（25：15）为流动相 A，以 0.1mol/L 醋酸铵溶液（每 1000ml 加冰醋酸 0.5ml）为流动相 B，按下表中的规定进行梯度洗脱；检测波长为 235nm。理论板数按新乌头碱峰计算应不低于 2000。

时间（min）	流动相 A（%）	流动相 B（%）
0 ~ 48	15→26	85→74
48 ~ 48.1	26→35	74→65
48.1 ~ 58	35	65
58 ~ 65	35→15	65→85

对照品溶液的制备 取乌头碱对照品、次乌头碱对照品、新乌头碱对照品适量，精密称定，加异丙醇 – 三氯甲烷（1：1）混合溶液分别制成每 1ml 含乌头碱 0.3mg、次乌头碱 0.18mg、新乌头碱 1mg 的混合溶液，即得。

供试品溶液的制备　取本品粉末（过三号筛）约2g，精密称定，置具塞锥形瓶中，加氨试液3ml，精密加入异丙醇-乙酸乙酯（1∶1）混合溶液50ml，称定重量，超声处理（功率300W，频率40kHz；水温在25℃以下）30min，放冷，再称定重量，用异丙醇-乙酸乙酯（1∶1）混合溶液补足减失的重量，摇匀，滤过。精密量取续滤液25ml，40℃以下减压回收溶剂至干，残渣精密加入异丙醇-三氯甲烷（1∶1）混合溶液3ml溶解，密塞，摇匀，滤过，取续滤液，即得。

测定法　分别精密吸取对照品溶液与供试品溶液各10μl，注入液相色谱仪，测定，即得。

本品按干燥品计算，含乌头碱（$C_{34}H_{47}NO_{11}$）、次乌头碱（$C_{33}H_{45}NO_{10}$）和新乌头碱（$C_{33}H_{45}NO_{11}$）的总量应为0.10%～0.50%。

（2）制草乌　为草乌的炮制加工品。

【制法】取草乌，大小个分开，用水浸泡至内无干心，取出，加水煮至取大个切开内无白心、口尝微有麻舌感时，取出，晾至六成干后切薄片，干燥。

【性状】本品呈不规则圆形或近三角形的片。表面黑褐色，有灰白色多角形形成层环和点状维管束，并有空隙，周边皱缩或弯曲。质脆。气微，味微辛辣，稍有麻舌感。

【性味与归经】辛、苦，热；有毒。归心、肝、肾、脾经。

【功能与主治】同草乌。

【用法与用量】1.5～3g，宜先煎、久煎。

【含量测定】照高效液相色谱法（通则0512）测定。

色谱条件与系统适用性试验　以十八烷基硅烷键合硅胶为填充剂，以乙腈-四氢呋喃（25∶15）为流动相A，以0.1mol/L醋酸铵溶液（每1000ml加冰醋酸0.5ml）为流动相B，按下表中的规定进行梯度洗脱；检测波长为235nm。理论板数按苯甲酰新乌头原碱峰计算应不低于2000。

时间（min）	流动相A（%）	流动相B（%）
0～48	15→26	85→74
48～48.1	26→35	74→65
48.1～58	35	65
58～65	35→15	65→85

对照品溶液的制备　取苯甲酰乌头原碱对照品、苯甲酰次乌头原碱对照品、苯甲酰新乌头原碱对照品适量，精密称定，加异丙醇-三氯甲烷（1∶1）混合溶液分别制成每1ml含苯甲酰乌头原碱20μg、苯甲酰次乌头原碱0.1mg、苯甲酰新乌头原碱80μg的混合溶液，即得。

供试品溶液的制备　取本品粉末（过三号筛）约2g，精密称定，置具塞锥形瓶中，加氨试液3ml，精密加入异丙醇-乙酸乙酯（1∶1）混合溶液50ml，称定重量，超声处理（功率300W，频率40kHz；水温在25℃以下）30min，放冷，再称定重量，用异丙醇-乙酸乙酯（1∶1）混合溶液补足减失的重量，摇匀，滤过。精密量取续滤液25ml，40℃以下减压回收溶剂至干，残渣精密加入异丙醇-三氯甲烷（1∶1）混合溶液3ml溶解，滤过，取续滤液，即得。

测定法　分别精密吸取对照品溶液与供试品溶液各10μl，注入液相色谱仪，测定，即得。

本品按干燥品计算，含苯甲酰乌头原碱（$C_{32}H_{45}NO_{10}$）、苯甲酰次乌头原碱（$C_{31}H_{43}NO_9$）及苯甲酰新乌头原碱（$C_{31}H_{43}NO_{10}$）的总量应为0.020%～0.070%。

2. 草乌综合设计性实验选题思路

（1）草乌的炮制方法　草乌饮片的炮制方法中未见具体的水处理软化及加热煎煮的工艺参数。草乌水浸泡要求"至内无干心"，煮制要求"内无白心，口尝微有麻舌感"，如何用现代科学实验证明草乌炮制要求的合理性。

（2）草乌生、制品的质量评价　饮片外观性状与其内在质量之间是否存在关联性？在草乌饮片中只以乌头碱、次乌头碱和新乌头碱作为考察指标，制草乌除此以外，还以苯甲酰乌头原碱、苯甲酰次乌头原碱及苯甲酰新乌头原碱作为指标，其科学依据是什么？

（3）草乌生、制品的药效及毒性评价　文献资料表明，草乌的炮制原理主要体现在经炮制后减轻毒副作用，可采用哪些实验方法验证炮制使其毒性降低且仍保留其药效作用。

三、实验要求

（1）通过对草乌炮制方法及工艺研究的设计，掌握中药炮制方法及工艺优选的基本方法与思路。

（2）通过对生、制草乌饮片质量研究的设计，掌握传统及现代中药饮片质量评价方法与思路。

（3）通过对生草乌及制草乌毒性、功效比较研究的设计，掌握草乌饮片的主要药效、毒性评价方法。

四、实验内容

1. 草乌炮制相关文献查阅及实验项目综述撰写　通过查阅《中国药典》、各地《炮制规范》、查阅草乌的文献资料，撰写草乌饮片炮制研究进展综述，分析草乌的炮制工艺、饮片质量评价、炮制化学和药理、炮制减毒原理、临床应用的现状及发展趋势，找出存在的问题，明确研究目标，为实验方案设计奠定基础。

2. 分组制订草乌炮制的设计性实验方案　在综合整理草乌相关炮制文献的基础上，对草乌相同问题感兴趣的学生3~5人自由组合，根据设计实验的要求及查阅资料的情况，并应用所学习的中药学专业知识围绕实验目标拟定和完善实验方案，论证方案的可行性，分析实验中可能出现的各种问题，形成实验方案（初稿）；以小组方式汇报实验方案，教师组织学生听取汇报，并针对方案设计的科学性、可行性、合理性、完整性、操作性等相关问题进行引导性的评价；学生根据教师的评价对方案进行修订，完成实验研究方案（修订稿）。此项工作以学生为主体，指导教师参与共同确定方案。各小组根据选定的实验课题研读相关文献资料，复习相关基础知识和实验技能，设计实验方案，然后各小组与指导教师共同讨论，确定合理可行的实验方案，作为实验研究的依据。

各组撰写的设计性实验方案报告应包括以下几方面。①课题名称：每个小组依据本小组需要解决草乌炮制的问题及采用的方法提炼题目。②立题依据：包括草乌炮制理论依据和实验依据两部分内容，主要说明做该实验研究的原因，采用该方法能达到实验目标的原因。③实验目的：即本次实验安排解决草乌炮制的问题或应达到的目的，任何一个实验都要求有明确实验目的，但应注意目的不能过多，以1~3个实验目的为宜，并且通过选择的实验方法能够达到目标。④实验原理：主要简述草乌炮制采用方法的科学依据。⑤实验材料：包括草乌药材来源、实验动物、试剂、试药、仪器、材料、对照品和对照物质等。⑥实验方法及操作步骤：为设计方案中的重点。如选择的题目为制草乌炮制工艺的优选，则应包括对草乌的哪种炮制方法进行优选，炮制方法的依据，采用单因素还是多因素考察，采用正交实验法还是其他方法，各炮制工艺条件的因素和水平如何选择，确定关键工艺技术参数的因素及水平。若选择适宜的传统性状及化学成分为主要评价指标时，对传统性状如何评价，对选定的化学成分如何测定，是否需要进行方法学考察，供试液的制备方法，样品制备及检测批次以保证实验结果的准确。⑦数据处理：对检测的结果进行必要的数据处理，如含量计算、方差分析、综合评分等。⑧注意事项：为保证实验结果的准确、可靠，实验过程中需要注意的事项均在这里列出。⑨参考文献：主要列出本实验设计用到的文献，需要给出电子版便于查证。

3. 实验实施

（1）准备　学生依据实验方案（修订稿），向教学实验室管理部门提交所需试药和实验物品的清单，预订使用实验室和大型仪器的时间。

（2）实验　学生按照实验方案进行实验，并作好原始记录。根据实验的实际情况及出现的问题，及时与教师沟通，调整优化实验方案（终稿）。

（3）注意　①实验中应按照设计要求进行全程认真的观察，并及时准确全面地记进行录；②如发现预期之外的情况，可按原设计进行必要调整；③对实验结果必须进行全面地整理分析，对实验数据必须按统计学要求进行准确地处理。

4. 总结实验结果，完成实验报告　学生根据原始记录，分析、归纳、整理实验数据，讨论实验结果、实验中遇到的主要问题及自己认为的解决办法，并撰写实验报告。实验报告撰写要求：①检查设计性实验是否按设计要求完成，如没有完成，应客观地、实事求是地找出原因。共同讨论实验结果的可信度；②实验结论应符合逻辑，是由实验结果推导而来，不能轻易下结论，以养成科学严谨的科研素质。认真讨论实验的经验教训，心得体会；③实验结果无论是符合预期还是与预期不符甚至相反，均需实事求是地分析讨论。

5. 实验分析与总结　同组同学对实验整个过程进行自我评价；指导教师从学生的实验原始记录、实验报告中找出普遍存在的问题进行集中分析，并对实验方案的合理性、实验操作的正确性及论文的写作情况等进行评价总结。

五、实验注意事项

（1）各组设计的实验方案需合理可行，注意细节性及可操作性，需附有相应的文献资料作为支撑材料。

（2）实验方案中的工艺、质量、药效等评价指标，应充分体现与草乌不同炮制品的功能主治相一致的原则。

六、思考题

（1）请简述毒性中药炮制研究的方法与思路。

（2）请阐述实验过程中的注意事项。

第五章　中药饮片企业见习

一、见习目的

通过中药饮片企业见习（实习），使学生掌握中药饮片生产的工艺设计、生产、包装、储存过程，增强学生对中药饮片企业在生产、质量控制、仓储等方面的感性认识；要求学生掌握常见中药饮片的炮制产业化生产过程以及中药饮片质量标准判定，熟悉中药库房管理相关要求，进一步深化课堂理论教学内容，培养学生理论联系实践的能力和实际工作能力。

二、见习内容

1. 参观见习生产区

（1）了解中药饮片厂的厂区设计（例如厂区的选择、厂房的设计和要求、车间设计和要求等）、厂房车间布局以及厂房的安全卫生和环境保护设计要求。根据《药品生产质量管理规范》（GMP）要求而制定的生产工艺流程和岗位操作规程和《中药饮片 GMP 认证检查项目》的基本要求，了解《危险化学品安全管理条例》等规定对饮片厂的消防、安全、电力配备、污水处理等相关的理论知识。

（2）了解中药饮片的生产过程。了解毒性中药饮片和直接口服中药饮片生产控制情况。

（3）重点了解各岗位的生产前准备、生产操作、质量控制及物料平衡等内容；包括中药净制、切制、炒制、炙制、煅制与蒸、煮、火单制等关键岗位单元操作技术，各种炮制方法的主要工艺流程与岗位操作规程，相关中药饮片生产的常用设备构造、性能以及操作规程、要点和注意事项。

（4）了解中药饮片厂饮片自然干燥及人工干燥方式。

2. 参观见习仓储区　了解中药饮片厂的仓储区分类、物料管理、仓库管理、中药材及中药饮片的养护等知识。了解中药材或中药饮片的入库检验和成品出库检验方法。

3. 参观见习质控中心　了解企业质控中心的情况；熟悉企业质量标准制订和检验操作规程内容，熟悉检品的取样及留样观察制度；熟悉相关仪器分析设备；熟悉检验报告的格式和正确填写方法。掌握对检品进行的杂质检查、水分测定、灰分测定、浸出物测定、有效成分测定、有毒成分测定、有害成分测定等方法；包括原料药的品种鉴定、成品和半成品检验操作；按照国家中药饮片标准或企业的内控标准对原料药和中药饮片的质量进行判定。

三、见习方案

见习指导教师负责拟定见习计划；选择有一定条件或具有代表性的中药饮片加工企业作为见习（实习）单位。见习内容由各院校可根据教学计划并结合实际条件，选取必要的见习（实习）项目进行训练。见习结束后，撰写见习小结，并组织一次班级交流。

1. 见习方式　集中到通过 GMP 认证的中药饮片企业见习。

2. 见习时间　中药炮制课程授课期间段或假期，时间为 1～2 周；有条件者可安排 1 个月。

参观见习后及时就体会、意见或建议写出报告。

附　　录

附录一　中药饮片生产质量管理规范

根据《药品生产质量管理规范（2010 年修订）》（国家食品药品监督管理局令第 32 号，2014 年）公告，中药饮片生产管理和质量控制的全过程需符合相关原则，在人员、厂房与设施、设备、物料和产品、确认与验证、文件管理、生产管理、质量管理及术语等方面应符合以下要求：

第一章　范　　围

第一条　本附录适用于中药饮片生产管理和质量控制的全过程。

第二条　产地趁鲜加工中药饮片的，按照本附录执行。

第三条　民族药参照本附录执行。

第二章　原　　则

第四条　中药饮片的质量与中药材质量、炮制工艺密切相关，应当对中药材质量、炮制工艺严格控制；在炮制、贮存和运输过程中，应当采取措施控制污染，防止变质，避免交叉污染、混淆、差错；生产直接口服中药饮片的，应对生产环境及产品微生物进行控制。

第五条　中药材的来源应符合标准，产地应相对稳定。

第六条　中药饮片必须按照国家药品标准炮制；国家药品标准没有规定的，必须按照省、自治区、直辖市食品药品监督管理部门制定的炮制规范或审批的标准炮制。

第七条　中药饮片应按照品种工艺规程生产。中药饮片生产条件应与生产许可范围相适应，不得外购中药饮片的中间产品或成品进行分包装或改换包装标签。

第三章　人　　员

第八条　企业的生产管理负责人应具有药学或相关专业大专以上学历（或中级专业技术职称或执业药师资格）、三年以上从事中药饮片生产管理的实践经验，或药学或相关专业中专以上学历、八年以上从事中药饮片生产管理的实践经验。

第九条　企业的质量管理负责人、质量受权人应当具备药学或相关专业大专以上学历（或中级专业技术职称或执业药师资格），并有中药饮片生产或质量管理五年以上的实践经验，其中至少有一年的质量管理经验。

第十条　企业的关键人员以及质量保证、质量控制等人员均应为企业的全职在岗人员。

第十一条　质量保证和质量控制人员应具备中药材和中药饮片质量控制的实际能力，具备鉴别中药材和中药饮片真伪优劣的能力。

第十二条　从事中药材炮制操作人员应具有中药炮制专业知识和实际操作技能；从事毒性中药材等有特殊要求的生产操作人员，应具有相关专业知识和技能，并熟知相关的劳动保护要求。

第十三条　负责中药材采购及验收的人员应具备鉴别中药材真伪优劣的能力。

第十四条　从事养护、仓储保管人员应掌握中药材、中药饮片贮存养护知识与技能。

第十五条　企业应由专人负责培训管理工作，培训的内容应包括中药专业知识、岗位技能和药品GMP相关法规知识等。

第十六条　进入生产区的人员应进行更衣、洗手；进入洁净区的工作服的选材、式样及穿戴方式应符合通则的要求；从事对人体有毒、有害操作的人员应按规定着装防护，其专用工作服与其他操作人员的工作服应分别洗涤、整理，并避免交叉污染。

第四章　厂房与设施

第十七条　生产区应与生活区严格分开，不得设在同一建筑物内。

第十八条　厂房与设施应按生产工艺流程合理布局，并设置与其生产规模相适应的净制、切制、炮炙等操作间。同一厂房内的生产操作之间和相邻厂房之间的生产操作不得互相妨碍。

第十九条　直接口服饮片的粉碎、过筛、内包装等生产区域应按照 D 级洁净区的要求设置，企业应根据产品的标准和特性对该区域采取适当的微生物监控措施。

第二十条　毒性中药材加工、炮制应使用专用设施和设备，并与其他饮片生产区严格分开，生产的废弃物应经过处理并符合要求。

第二十一条　厂房地面、墙壁、天棚等内表面应平整，易于清洁，不易产生脱落物，不易滋生霉菌；应有防止昆虫或其他动物等进入的设施，灭鼠药、杀虫剂、烟熏剂等不得对设备、物料、产品造成污染。

第二十二条　中药材净选应设拣选工作台，工作台表面应平整，不易产生脱落物。

第二十三条　中药饮片炮制过程中产热产汽的工序，应设置必要的通风、除烟、排湿、降温等设施；拣选、筛选、切制、粉碎等易产尘的工序，应当采取有效措施，以控制粉尘扩散，避免污染和交叉污染，如安装捕尘设备、排风设施等。

第二十四条　仓库应有足够空间，面积与生产规模相适应。中药材与中药饮片应分库存放；毒性中药材和饮片等有特殊要求的中药材和中药饮片应当设置专库存放，并有相应的防盗及监控设施。

第二十五条　仓库内应当配备适当的设施，并采取有效措施，对温、湿度进行监控，保证中药材和中药饮片按照规定条件贮存；贮存易串味、鲜活中药材应当有适当的设施（如专库、冷藏设施）。

第五章　设　备

第二十六条　应根据中药材、中药饮片的不同特性及炮制工艺的需要，选用能满足生产工艺要求的设备。

第二十七条　与中药材、中药饮片直接接触的设备、工具、容器应易清洁消毒，不易产生脱落物，不对中药材、中药饮片质量产生不良影响。

第二十八条　中药饮片生产用水至少应为饮用水，企业定期监测生产用水的质量，饮用水每年至少一次送相关检测部门进行检测。

第六章　物料和产品

第二十九条　生产所用原辅料、与药品直接接触的包装材料应当符合相应的质量标准，分别编制批号并管理；所用物料不得对中药饮片质量产生不良影响。

第三十条　质量管理部门应当对生产用物料的供应商进行质量评估，并建立质量档案；直接从农户购入中药材应收集农户的身份证明材料，评估所购入中药材质量，并建立质量档案。

第三十一条　对每次接收的中药材均应当按产地、供应商、采收时间、药材规格等进行分类，分别编制批号并管理。

第三十二条　购入的中药材，每件包装上应有明显标签，注明品名、规格、数量、产地、采收（初加工）时间等信息，毒性中药材等有特殊要求的中药材外包装上应有明显的标志。

第三十三条　中药饮片应选用能保证其贮存和运输期间质量的包装材料或容器。包装必须印有或者贴有标签，注明品名、规格、产地、生产企业、产品批号、生产日期、执行标准，实施批准文号管理的中药饮片还必须注明药品批准文号。

第三十四条　直接接触中药饮片的包装材料应至少符合食品包装材料标准。

第三十五条　中药材、中药饮片应按质量要求贮存、养护，贮存期间各种养护操作应当建立养护记录；养护方法应当安全有效，以免造成污染和交叉污染。

第三十六条　中药材、中药饮片应制定复验期，并按期复验，遇影响质量的异常情况须及时复验。

第三十七条　中药材和中药饮片的运输应不影响其质量，并采取有效可靠的措施，防止中药材和中药饮片发生变质。

第三十八条　进口药材应有国家食品药品监督管理部门批准的证明文件，以及按有关规定办理进口手续的证明文件。

第七章　确认与验证

第三十九条　净制、切制可按制法进行工艺验证，炮炙应按品种进行工艺验证，关键工艺参数应在工艺验证中体现。

第四十条　关键生产设备和仪器应进行确认，关键设备应进行清洁验证。直接口服饮片生产车间的空气净化系统应进行确认。

第四十一条　生产一定周期后应进行再验证。

第四十二条　验证文件应包括验证总计划、验证方案、验证报告以及记录，确保验证的真实性。

第八章　文件管理

第四十三条　中药材和中药饮片质量管理文件至少应包含以下内容：

（一）制定物料的购进、验收、贮存、养护制度，并分类制定中药材和中药饮片的养护操作规程；

（二）制定每种中药饮片的生产工艺规程，各关键工艺参数必须明确，如：中药材投料量、辅料用量、浸润时间、片型、炒制温度和时间（火候）、蒸煮压力和时间等要求；

（三）根据中药材的质量、投料量、生产工艺等因素，制定每种中药饮片的收率限度范围，关键工序应制定物料平衡参数；

（四）制定每种中药材、中药饮片的质量标准及相应的检验操作规程，制定中间产品、待包装产品的质量控制指标。

第四十四条　应当对从中药饮片生产和包装的全过程的生产管理和质量控制情况进行记录，批记录至少包括以下内容：

（一）批生产和包装指令；

（二）中药材以及辅料的名称、批号、投料量及投料记录；

（三）净制、切制、炮炙工艺的设备编号；

（四）生产前的检查和核对的记录；

（五）各工序的生产操作记录，包括各关键工序的技术参数；

（六）清场记录；

（七）关键控制点及工艺执行情况检查审核记录；

（八）产品标签的实样；

（九）不同工序的产量，必要环节物料平衡的计算；

（十）对特殊问题和异常事件的记录，包括偏离生产工艺规程等偏差情况的说明和调查，并经签字批准；

（十一）中药材、中间产品、待包装产品中药饮片的检验记录和审核放行记录。

第九章　生产管理

第四十五条　净制后的中药材和中药饮片不得直接接触地面。中药材、中药饮片晾晒应有有效的防虫、防雨等防污染措施。

第四十六条　应当使用流动的饮用水清洗中药材，用过的水不得用于清洗其他中药材。不同的中药材不得同时在同一容器中清洗、浸润。

第四十七条　毒性中药材和毒性中药饮片的生产操作应当有防止污染和交叉污染的措施，并对中药材炮制的全过程进行有效监控。

第四十八条　中药饮片以中药材投料日期作为生产日期。

第四十九条　中药饮片应以同一批中药材在同一连续生产周期生产的一定数量相对均质的成品为一批。

第五十条　在同一操作间内同时进行不同品种、规格的中药饮片生产操作应有防止交叉污染的隔离措施。

第十章　质量管理

第五十一条　中药材和中药饮片应按法定标准进行检验。如中药材、中间产品、待包装产品的检验结果用于中药饮片的质量评价，应经过评估，并制定与中药饮片质量标准相适应的中药材、中间产品质量标准，引用的检验结果应在中药饮片检验报告中注明。

第五十二条　企业应配备必要的检验仪器，并有相应标准操作规程和使用记录；检验仪器应能满足实际生产品种要求，除重金属及有害元素、农药残留、黄曲霉毒素等特殊检验项目和使用频次较少的大型仪器外，原则上不允许委托检验。

第五十三条　每批中药材和中药饮片应当留样。中药材留样量至少能满足鉴别的需要，中药饮片留样量至少应为两倍检验量，毒性药材及毒性饮片的留样应符合医疗用毒性药品的管理规定。留样时间应当有规定，中药饮片留样时间至少为放行后一年。

第五十四条　企业应设置中药标本室（柜），标本品种至少包括生产所用的中药材和中药饮片。

第五十五条　企业可选取产量较大及质量不稳定的品种进行年度质量回顾分析，其他品种也应定期进行产品质量回顾分析，回顾的品种应涵盖企业的所有炮制范围。

第十一章　术　语

第五十六条　下列术语含义是：

（一）直接口服中药饮片

指标准中明确使用过程无需经过煎煮，可直接口服或冲服的中药饮片。

（二）产地趁鲜加工中药饮片

指在产地用鲜活中药材进行切制等加工中药饮片。不包括中药材的产地初加工。

附录二 中药饮片 GMP 认证检查项目

为加强中药饮片生产监督管理，2003 年 6 月，国家食品药品监督管理局开始了中药饮片 GMP 认证试点工作。根据《药品管理法》及国家食品药品监督管理局发布关于推进中药饮片等类别药品监督实施 GMP 工作的通知规定（国食药监安〔2004〕514 号），国家食品药品监督管理局决定推进中药饮片等药品监督实施 GMP 工作。明确要求自 2008 年 1 月 1 日起，所有中药饮片生产企业必须在符合 GMP 的条件下生产。为规范中药饮片的生产管理，在企业申报中药饮片认证和核发中药饮片《药品 GMP 证书》时，其认证范围应注明含毒性饮片、含直接服用饮片及相应的炮制范围，包括净制、切制、炒制、炙制、煅制、蒸制等。中药饮片 GMP 认证检查项目的具体要求如下。

1. 中药饮片 GMP 认证检查项目共 111 项，其中关键项目（条款号前加 "＊"）18 项，一般项目 93 项。

2. 结果评定

项目		结果评定
严重缺陷	一般缺陷	
0	≤18	通过 GMP 认证
0	19～37	期限 6 个月整改后追踪检查
≤3	≤18	
≤3	≤18	不通过 GMP 认证
>3		

条款	检 查 内 容
＊0301	中药饮片生产企业是否建立与质量保证体系相适应的组织机构，明确各级机构和人员的职责
0302	是否配备与中药饮片生产相适应的管理人员和技术人员，并具有相应的专业知识
0401	主管生产和质量的企业负责人是否具有大专以上学历或中级以上技术职称，并具有中药专业知识
0501	生产和质量管理部门负责人是否具有中医药大专以上学历，3 年以上实际工作经验或中医药中专学历，5 年以上实际工作经验
＊0502	生产管理和质量管理部门负责人是否互相兼任
0601	从事药材炮制操作人员是否进行中药炮制专业知识的培训，具有中药炮制专业知识和实际操作技能
0604	从事质量检验的人员是否具有检验理论知识，是否掌握相关质量标准和实际检验操作技能，并具有经验鉴别能力
0605	从事毒性药材（含按麻醉药品管理的药材）等有特殊要求的生产操作人员，是否具有相关专业知识和实际操作技能，并熟知相关的劳动保护要求
0606	从事仓库保管、养护人员是否具有掌握中药材、中药饮片贮存养护知识与技能
0701	从事中药饮片生产的各级人员是否按照本规范要求进行培训和考核
0801	中药饮片生产环境是否整洁，厂区地面、路面及运输等是否对生产造成污染，生产、行政、生活和辅助区总体布局是否合理，相互妨碍
0901	厂房设施是否按工艺流程合理布局，并设置与其生产规模相适应的净制、切制、炮炙等操作间
0902	同一厂房内的生产操作之间和相邻厂房之间的生产操作是否相互妨碍
1001	厂房是否有防止昆虫和其他动物进入的设施（生产操作间不应使用灭鼠药）
1104	厂房地面、墙壁、天棚等内表面是否平整，易于清洁，不易产生脱落物，不易滋生霉菌
1105	净选是否设拣选工作台，工作台表面是否平整、不易产生脱落物

续表

条款	检 查 内 容
1201	生产区是否有与生产规模相适应的面积和空间
1202	中药材、中药饮片的蒸、炒、炙、煅等厂房是否与其生产规模相适应
1204	储存区是否有与生产规模相适应的面积和空间
1205	储存区物料、中间产品、待验品的存放是否有能够防止差错和交叉污染的措施
1604	直接口服的中药饮片的粉碎、过筛、内包装等生产厂房应符合洁净区要求
2302	净制、切制、炮炙等操作间是否有相应的通风、除尘、除烟、排湿、降温等设施
2304	筛选、切制、粉碎等易产尘的操作间是否安装捕吸尘等设施
2305	生产过程中产生的废气、废水、粉尘等是否经处理后排放并符合国家环保要求。并由当地具有环境检验、监测资质的单位出具符合要求的相关证明文件
2601	仓储区是否保持清洁和干燥，是否安装照明和通风设施。仓储区的温度、湿度控制是否符合储存要求，按规定定期监测
2801	实验室、中药标本室、留样观察室是否与生产区分开
2901	对有特殊要求的仪器、仪表是否安放在专门的仪器室内，有防止静电、震动、潮湿或其他外界因素影响的设施
3104	是否根据中药材、中药饮片的不同特性及炮制工艺的需要，选用能满足工艺参数要求的设备
3201	与中药材、中药饮片直接接触的设备、工具、容器表面是否易清洗消毒、不易产生脱落物，并不与中药材、中药饮片发生化学反应，不吸附中药材、中药饮片
3206	设备所用的润滑剂、冷却剂等是否对中药饮片或容器造成污染
*3207	毒性药材（含按麻醉药品管理的药材）等有特殊要求的饮片生产是否符合国家有关规定。毒性药材生产应有专用设备及生产线
3301	与设备连接的主要固定管道是否标明管内物料名称、流向
3501	生产和检验用仪器、仪表、量具、衡器等适用范围、精密度是否符合生产和检验要求，是否有明显的合格标志，是否定期校验
3601	生产设备是否有明显的状态标志
3602	生产设备是否定期维修、保养。设备安装、维修、保养的操作是否影响产品的质量
3701	生产、检验设备是否有使用、维修、保养记录，并由专人管理
3801	物料的购入、储存、发放、使用等是否制定管理制度
3802	原料、辅料是否按品种、规格、批号分别存放
*3901	物料是否符合药品标准、包装材料标准和其他有关标准，不得对中药饮片质量产生不良影响
*3903	进口药材是否有国家药品监督管理部门批准的证明文件
4001	生产使用的中药材，是否按质量标准购入，其产地是否保持相对稳定
4002	购入的中药材是否有详细的记录，包装上是否有明显标签，注明品名、规格、数量、产地、来源、采收（初加工）日期。实施批准文号的中药材是否注明药品的批准文号
4101	物料是否从符合规定的单位购进，是否按规定入库
4201	待验、合格、不合格物料是否严格管理
*4202	不合格的物料是否专区存放，是否有易于识别的明显标志，并按有关规定及时处理
4301	有特殊要求的物料、中间产品和成品是否按规定条件储存。阴凉库温度是否不高于25℃
4302	挥发性物料是否避免污染其他物料，炮制、整理加工后是否使用清洁容器或包装，净药材是否与未加工、炮制的药材严格分开
4303	中药材、中药饮片是否分别设库，是否按要求储存、养护
*4401	毒性药材（含按麻醉药品管理的药材）等有特殊要求的药材是否按规定验收、储存、保管，是否设置专库或专柜
*4411	毒性药材（含按麻醉药品管理的药材）等有特殊要求的药材外包装上是否有明显的规定标志
4501	物料是否按规定的使用期限储存，期满后是否按规定复验；储存期内如有特殊情况是否及时复验
4601	中药饮片是否选用能保证其贮存和运输期间质量的包装材料和容器

续表

条款	检　查　内　容
4602	标签是否经质量管理部门校对无误后印制、发放、使用
4603	包装是否印有或者贴有标签，注明品名、规格、产地、生产企业、产品批号、生产日期。实施批准文号管理的中药饮片是否注明药品批准文号
4701	标签是否由专人保管、领用
4702	标签是否按品种、规格专柜存放，是否按照实际需要量领取
4703	标签是否记数发放，由领用人核对、签名。标签使用数、残损数及剩余数之和是否与领用数相符
4704	印有批号的残损标签或剩余标签是否由专人销毁，是否有记数，发放、使用、销毁记录
4801	是否有防止污染的卫生措施和各项卫生管理制度，并由专人负责
4904	是否制定厂房、设备、容器的清洁规程，内容是否包括：清洁方法、程序、间隔时间，使用的清洁剂或消毒剂，清洁工具的清洁方法和存放地点
5001	生产区是否存放非生产物品和个人杂物，生产中的废弃物是否及时处理
5201	从事对人体有毒、有害操作的人员是否按规定着装防护。其专用工作服与其他操作人员的工作服是否分别洗涤、整理，并避免交叉污染
5402	进入生产区的人员是否按规定更衣、洗手
5601	生产人员是否有健康档案，直接接触中药饮片的生产人员是否每年至少体检一次。传染病、皮肤病患者和体表有伤口者是否从事直接接触中药饮片的生产
5701	是否进行中药饮片生产验证，是否根据验证对象建立验证小组，提出验证项目、制定验证方案，并组织实施
* 5704	生产过程中关键工序是否进行设备验证和工艺验证
5801	生产一定周期后是否进行再验证
5901	验证工作完成后是否写出验证报告，由验证工作负责人审核、批准
6001	验证过程中的数据和分析内容是否以文件形式归档保存，验证文件是否包括验证方案、验证报告、评价和建议、批准人等
6401	是否建立文件的起草、修订、审查、批准、撤销、印制及保管的管理制度
6402	分发、使用的文件是否为批准的现行文本。已撤销和过时的文件除留档备查外，是否在工作现场出现
6501	文件的制定是否符合规定
* 6601	是否有生产工艺规程、岗位操作法或标准操作规程，是否任意更改，如需更改时是否按规定程序执行
6602	生产工艺规程内容是否包括名称、规格、炮制工艺的操作要求和技术参数，物料、中间成品、成品的质量标准及贮存注意事项，物料平衡的计算方法，包装规格等要求
* 6603	中药饮片是否按照国家药品标准炮制。国家药品标准没有规定的，是否按照省、自治区、直辖市人民政府药品监督管理部门制定的炮制规范炮制
6701	产品是否进行物料平衡检查。物料平衡超出规定限度，应查明原因，在得出合理解释、确认无潜在质量事故后，方可按正常产品处理
6801	是否按工艺规程编写标准操作规程和批生产记录。批生产记录是否及时填写、字迹清晰、内容真实、数据完整，并由操作人及复核人签字
6802	批生产记录是否保持整洁、不得撕毁和任意涂改。批生产记录填写错误时，是否按规定更改。批生产记录是否按批号归档，是否保存三年
* 6901	中药饮片批号是否以同一批中药材在同一连续生产周期生产一定数量的相对均质的中药饮片为一批
7001	生产前是否确认无上次生产遗留物
7003	不同产品品种、规格的生产操作在同一操作间同时进行时，是否有隔离措施或其他有效防止污染和混淆的设施
7009	每一生产操作间或生产用设备、容器是否有所生产的产品或物料名称、批号、数量等状态标志
7015	中药材经净选后是否直接接触地面
7016	毒性药材（含按麻醉药品管理的药材）等有特殊要求的药材生产操作是否有防止交叉污染的特殊措施
7017	拣选后药材的洗涤是否使用流动水，用过的水是否用于洗涤其他药材

条款	检 查 内 容
7018	不同的中药材不得在一起洗涤。炮制后的中药饮片不可露天干燥
7021	中药材的浸润是否做到药透水尽
*7101	生产用水的质量标准是否低于饮用水标准
7202	中药饮片零头包装是否只限两个批号为一个合箱。合箱外是否标明全部批号，并建立合箱记录
7301	中药饮片的每一生产阶段完成后是否由生产操作人员清场，填写清场记录内容。清场记录内容是否完整，是否纳入批生产记录
7401	质量管理部门是否受企业负责人直接领导
7402	质量管理和检验人员的数量是否与中药饮片生产规模相适应
7403	质量管理部门是否设置与中药饮片生产规模、种类、质量检验要求相适应的仪器设备
7406	质量部门是否对毒性药材（含按麻醉药品管理的药材）等有特殊要求的药材炮制全过程进行有效监控
*7501	质量文件中是否有中药材、辅料、包装材料、中间产品、中药饮片的质量标准及其检验操作规程
7502	质量管理部门是否履行制定取样和留样制度的职责
7503	质量管理部门是否履行制定检验用设备、仪器、试剂、试液、标准品（或对照品）、滴定液等管理办法的职责
*7504	质量管理部门是否履行决定物料和中间产品使用的职责
*7505	中药饮片放行前是否由质量管理部门对有关记录进行审核，并由审核人员签字。审核内容是否包括：配重、称重过程中的复核情况；各生产工序检查记录；清场记录；中间产品质量检验结果；偏差处理；成品检验结果等
*7506	质量管理部门是否履行审核不合格品处理程序的职责
*7507	质量管理部门是否履行对物料、中间产品和成品进行取样、检验、留样，并出具检验报告的职责
7511	质量管理部门是否履行制定质量管理和检验人员职责的职责
7601	质量管理部门是否会同有关部门对主要物料供应商进行评估
7701	每批中药饮片是否有销售记录。根据销售记录能追查每批中药饮片的售出情况，必要时是否能及时全部追回。销售记录内容是否包括品名、批号、规格、数量、收货单位和地址和发货日期等
7801	销售记录是否保存三年
7901	是否建立药品退货和收回的书面程序，并有记录。药品退货和收回记录内容是否包括品名、批号、规格、数量、退货和收回单位及地址、退货和收回原因及日期、处理意见
7902	因质量原因退货和收回的中药饮片，是否在质量管理部门监督下销毁，涉及其他批号时，是否同时处理
8101	对用户的中药饮片质量投诉是否有详细记录和调查处理
8201	中药饮片生产出现重大质量问题时，是否及时向当地药品监督管理部门报告
8301	企业是否定期组织自检。自检是否按预定的程序对企业进行全面检查
8401	自检是否有记录。自检报告是否符合规定的内容